Fatih Çevikkollu

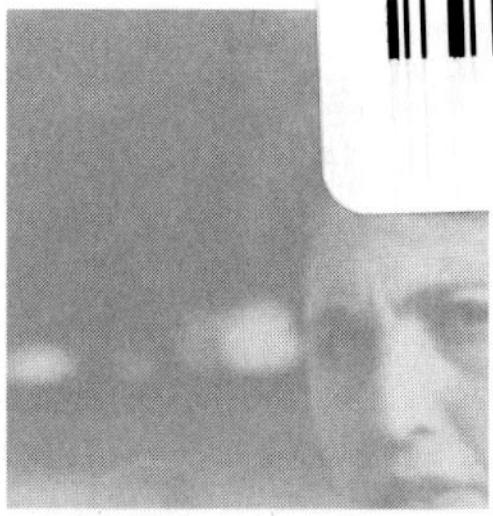

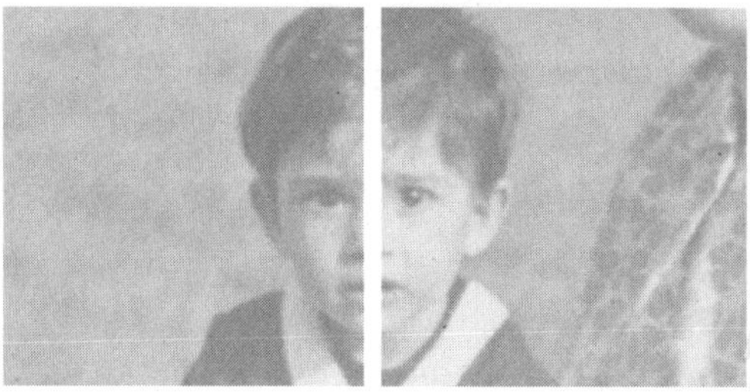

Kartonwand

Das Trauma der Arbeitsmigrant/innen am Beispiel meiner Familie

Kiepenheuer & Witsch

Für Rüksan, meine Mutter,
Özden, meinen Vater,
und meine Tochter Su

Inhalt

Die Nachricht

Es war an einem späten Vormittag im September 2017, ich lag im Bett in einem Hotelzimmer in Hannover und schlief. Am Abend zuvor hatte ich hier eine Vorstellung gegeben, am heutigen Abend sollte die nächste ebenfalls in Hannover stattfinden, deswegen konnte ich, was selten passiert, im selben Hotel bleiben.

Mein Handy klingelte. Die Vorhänge waren noch zugezogen, aber draußen schien bereits die Sonne. Wie ein angeschlagener Boxer stand ich auf und ging zu dem Tisch, auf dem mein Handy lag. Dem Display entnahm ich, dass mein jüngerer Bruder anrief.

Wenn er und ich telefonieren, begrüßen wir uns grundsätzlich, egal zu welcher Uhrzeit, mit einem lauten »Guten Morgen!«. Je später der Tag, desto lustiger der Gag. Wenn es tatsächlich früh am Morgen ist, dann sagen wir laut: »Feierabend!« Das war Teil unseres Begrüßungsrituals, wir flachsten immer erst ein bisschen herum, bevor wir zum eigentlichen Thema kamen. An diesem Morgen war alles anders. Ich sagte laut »Feierabend!«, mein Bruder schwieg. In diesem Moment wusste ich Bescheid, ich wusste sofort, was diese Stille bedeutete. Das Schweigen dauerte einen Moment, ich setzte mich auf die Bettkante, und keiner von uns sprach. Nach einer Weile sagte er leise und mit brüchiger Stimme: »Mutter ist tot.« Pause. Schweigen.

Die Nachricht vom Tod meiner Mutter kam nicht überraschend, ich hatte sie lange erwartet, aber wie das so ist mit Nachrichten, die man lange erwartet, wenn sie dann eintreffen, ist man nicht darauf vorbereitet. Diese Information traf mich wie ein unterirdischer Atombombentest, an der Oberfläche war nichts zu sehen, aber tief unten: Kernschmelze.

Wir sprachen nicht viel miteinander. Mein Bruder sagte, dass er mit der nächsten Maschine in die Türkei fliegen werde, über die Umstände ihres Todes wusste er selbst noch nicht viel. Ihre Nachbarin hatte sich, nachdem sie meine Mutter mehrere Tage nicht gesehen hatte, gewundert und Hilfe geholt. Als man die Türe aufbrach und die Wohnung betrat, lag sie im Schlafzimmer neben dem Bett auf dem Boden und war tot. Wenn Menschen allein sterben, ist es in der Türkei üblich, eine Obduktion durchzuführen, um die Todesursache festzustellen. Es stellte sich heraus, dass sie nachts auf dem Weg zur Toilette gestürzt war und sich dabei am Kopf verletzt hatte. Als sie gefunden wurde, war sie bereits vier Tage tot.

Meine Mutter war psychisch krank und verbrachte ihre letzten Lebensjahre in der Türkei. Sie lebte dort allein in einer Eigentumswohnung in Mersin, bekam eine kleine Rente, die für sie ausreichte, und konnte sich selbst versorgen. Da sie nie beim Arzt war, kann ich nicht genau sagen, worunter sie vor ihrem Tod gelitten hatte. Ich kann nur umschreiben, wie sie auf mich und ihre Umwelt wirkte: Sie sprach mit sich selbst, oder besser noch, mit Stimmen, die nur sie hören konnte. Sie schrie ganz unvermittelt herum und verhandelte irgendwas mit irgendwem. Sie erkannte uns manchmal nicht. Oder sie sah uns dort, wo wir nicht waren. Zwischendurch amüsierte sie sich auch und lachte laut auf, worüber sie lachte, wusste nur sie selbst.

Sie war in diesem Zustand nicht gesellschaftsfähig.

Die Zäsur

Der Tod eines nahen Angehörigen kann eine Zäsur sein. Ich hätte aber nie gedacht, dass ich den Tod meiner Mutter, die in meinem Alltag in Deutschland eigentlich keine Rolle gespielt hatte, als einen solch tiefen Riss erleben würde. Mir wurde klar: Vor ihrem Tod war ich auf der Flucht gewesen, ich hatte immer nur weggewollt, weg aus diesen Verhältnissen, aus dieser Ordnung, aus diesem Druck. Weg von einer Familie, mit der mich wenig verband. Die Nachricht traf ein, ich blieb stehen und schaute mich um. Wo befand ich mich, und wovor rannte ich weg? Was ich heute weiß, ist, dass die Flucht mit der Nachricht vom Tod meiner Mutter ein Ende hatte.

Ich machte mir zunächst Vorwürfe, dass ich nach dem Telefonat mit meinem Bruder nicht sofort alles stehen und liegen ließ, um in die Türkei zu fliegen. In meiner Vorstellung muss ein Kind eigentlich sofort hineilen und sich um alles kümmern. Und selbstverständlich an der Beerdigung teilnehmen. So sind die gesellschaftlichen Konventionen, und an die hat man sich zu halten, das wird von dir erwartet. Ich tat es aber nicht. Ich blieb in Köln und erzählte erst mal keinem davon, dass meine Mutter gestorben war. Stand ich unter Schock? Oder woran lag dieses Verhalten?

Mein Alltag als Kabarettist bestand darin, von einer Stadt in die nächste zu fahren und auf Bühnen mein Programm zu präsentieren. Natürlich gab es immer Pausen dazwischen, aber im Durchschnitt hatte ich zehn bis zwölf Vorstellungen im Monat.

Da konnte ich nicht einfach so weg. Sagte ich mir. Aber wer hätte es mir verübelt, wenn ich zur Beerdigung meiner Mutter ein paar Vorstellungen verschoben hätte?

Dass mein jüngerer Bruder im Gegensatz zu mir sofort in die Türkei geflogen war, nahm mir die Verantwortung ein bisschen von den Schultern. Ich versuchte, mein schlechtes Gewissen zu beruhigen: Einer ihrer Söhne war ja sofort losgefahren. Ich fühlte mich dennoch schlecht: Einfach nichts zu tun, war falsch. Es war eine Mischung aus Schuld, Scham und Trauer. Diese unterschiedlichen Gefühle waren so stark, dass ich selbst meiner damaligen Ehefrau nichts vom Tod meiner Mutter sagte, erst einige Tage später konnte ich es ihr erzählen. In diesem Schmerz wollte ich instinktiv alleine sein. Aus Angst, Menschen könnten unangemessen, unsensibel reagieren, behielt ich die Nachricht für mich. Hinzu kam eine tiefe Scham, denn meine Mutter hatte seit vielen Jahren große psychische Probleme. »Meine Mutter war psychisch krank« ist kein Satz, der mir leicht über die Lippen ging. Als ich aber nach einiger Zeit hier und da den Mut aufbrachte, darüber zu sprechen, überraschte es mich, wie viele mir erzählten, dass ihre Eltern auch psychische Probleme haben oder hatten. Es waren alles Menschen wie ich, mit internationaler Biografie, und vor allem wie ich Kinder von Arbeitsmigrant:innen.

In mir kam der Verdacht auf, dass es eine Verbindung geben könnte zwischen psychischer Krankheit und unserer Migrationsgeschichte.

Um den Zusammenhang zu verstehen, um herauszufinden, was meine Mutter krank gemacht haben könnte, möchte ich anhand meiner eigenen Biografie und der meiner Eltern erzählen, was los war. Ich möchte verstehen, was für ein Leben meine Eltern hier in Deutschland geführt haben. Wie war es für sie in der Fremde, und was hat das alles mit ihnen am Ende ihrer Tage gemacht? Warum sind manche Arbeitsmigrant:innen psychisch krank geworden und andere nicht? War in meiner Familie nur meine Mutter krank? Aber was ist in diesem Zusammenhang gesund? Was hat das mit mir gemacht, was mit meinem Vater? Mit anderen Worten: Ich möchte Ursache und Wirkung verstehen.

Zunehmend kommen die ersten Generationen der Arbeitsmigrant:innen ins Rentenalter. Mitte der 90er-Jahre lebten etwa 500.000 Migrant:innen im Alter von über 60 in Deutschland, 2030 werden es etwa 2,8 Millionen sein.[1] Die erste Generation der damaligen »Gastarbeiter:innen« tritt langsam ab, danach können wir sie nicht mehr befragen und nicht mehr herausfinden, wie belastend die Zeit hier in Deutschland für sie war. Vereine wie DOMID, das Dokumentationszentrum und Museum über die Migration in Deutschland, leisten wertvolle Arbeit, damit dieser Teil der deutschen Geschichte nicht verschwindet.

Meine Eltern sind aus der Türkei mit dem festen Plan gekommen, nach wenigen Jahren zurückzukehren, diesen Plan, diesen Traum habe ich auch lange Zeit gepflegt, bis mir klar wurde, ich kann nirgendwohin zurückkehren, wo ich nie gelebt habe.

Ich möchte meine persönliche Geschichte erzählen in dem Wissen, dass sie exemplarisch ist. Ich möchte auf ein paar Fragen Antworten bekommen. Warum entwickelte meine Mutter im Alter diese Psychose? Gab es einen Auslöser? Ab wann haben die Menschen in ihrem Umfeld gemerkt, dass etwas nicht stimmt? Wann wurde mir das bewusst, und warum habe ich nichts unternommen? Und vor allem: Wie viel an ihrer Krankheit ist individuell, und wie sehr hängt sie mit der Situation zusammen, in der sie sich jahrzehntelang befand?

Das Anwerbeabkommen

Das Anwerbeabkommen, das mit der Türkei im Oktober 1961 abgeschlossen wurde und bis 1973 Bestand hatte, spielt für die Geschichte meiner Eltern eine große Rolle. Als Anfang der 1950er-Jahre das sogenannte Wirtschaftswunder begann, fehlten massenhaft Arbeitskräfte: 1960 standen 150.000 Arbeitssuchenden rund 650.000 offene Stellen gegenüber.[2] Lange Zeit wurde der Bedarf mit geflüchteten Arbeitskräften aus der DDR gedeckt, doch als 1961 die Mauer gebaut wurde, war damit Schluss. Arbeitskräfte mussten nun aus dem Ausland rekrutiert werden.

Das klingt erst einmal plausibel. Doch um zu verstehen, in welches Deutschland meine Eltern damals kamen, muss ich an den Anfang zurück, ins Deutschland der 40ger-, 50er- und 60er-Jahre. Welche Stimmung herrschte damals vor, welche Gesinnung?

Nazideutschland hatte das Projekt Weltherrschaft krachend an die Wand gefahren, Europa in Schutt und Asche gelegt und 60 Millionen Menschen getötet. Es war ein Kapitalverbrechen an der Menschheit, ausgedacht und ausgeführt in Deutschland und von Deutschen. Die Alliierten setzten diesem Horror ein Ende, Hitler beging Selbstmord, manch andere Nazischergen entkamen nach Argentinien oder Brasilien, die meisten Bürgerinnen und Bürger taten so, als hätten sie von nichts gewusst.

Wie der Name schon sagt, wurde Deutschland von den Siegermächten besiegt und nicht etwa befreit. Die Alliierten teilten Deutschland auf und waren daran interessiert, das Land »great again« zu machen und dabei schneller zu sein als die Russen. Für die Entnazifizierung nahm sich niemand wirklich Zeit, es gab offenbar Wichtigeres zu tun. Achim Dörfer beschreibt in seinem Buch »Irgendjemand musste die Täter ja bestrafen«, dass gerade mal 3,6 % der Naziverbrecher zur Rechenschaft gezogen wurden.[3] Nazideutschland war besiegt, das musste reichen. So entstand ab 1949 eine Bundesrepublik Deutschland, die von ehemaligen NSDAP-Parteimitgliedern, Parteifunktionären und Gauleitern nur so wimmelte. Zur Vergegenwärtigung: Allein der SS gehörten 1 Million Personen an (Dörfer S. 110). Sie waren Nazis gewesen. Besiegte, nicht befreite Nazis. Und erst recht nicht geläuterte. Auch in der Bevölkerung steckte noch viel Nazigift, wo sollte der plötzliche Sinneswandel auch herkommen?

Der Publizist Max Czollek schrieb einmal treffend: Die einzige erfolgreiche Integrationsleistung in Deutschland sei die Wiedereingliederung alter Nazis nach dem Krieg gewesen.[4] Einer von ihnen wurde 1966 sogar Bundeskanzler der Bundesrepublik Deutschland, Kurt Georg Kiesinger. Kiesinger war als junger Rechtsreferendar begeistert der NSDAP beigetreten. Nach dem Krieg behauptete er, dass er die Nazis von innen habe verändern wollen. Wenig glaubhaft erschien das den kritischen Geistern, unter anderem Beate Klarsfeld, die ihn 1968 öffentlich ohrfeigte.

Das Land nannte sich seit 1949 also Bundesrepublik Deutschland, aber es war noch sehr viel Drittes Reich drin. Wirtschaftlich ging es steil nach oben. Wie bereits erwähnt, gab es ab 1950 mehr Arbeitsplätze als -kräfte, nicht wenige der deutschen Arbeiter waren auf europäischen Schlachtfeldern als Soldaten ums Leben gekommen. Auf der Suche nach Werktätigen wandte sich die Bundesrepublik zunächst an Italien. Politisch hatte das Land, in dem die Zitronen blühen, mit Mussolini ähnlich getickt wie Nazideutschland, es gab sogar noch ein Abkommen über die

Entsendung von Arbeitern aus dem Jahr 1937, damals hießen sie noch »Fremdarbeiter«.

Die junge Bundesrepublik unterzeichnete also am 20. Dezember 1955 einen Anwerbevertrag mit Italien.

Es folgten weitere Länder. Vielleicht ist es ein Zufall, dass nach dem faschistischen Italien das nicht minder faschistische Spanien drankam, mit dem am 29. März 1960 ein weiteres Anwerbeabkommen geschlossen wurde.

Am 30. März 1960 wurde ein Kontrakt mit Griechenland abgeschlossen, und als abzusehen war, dass das immer noch nicht reichen würde, kam es am 30. Oktober 1961 zu einem Vertragsabschluss mit der Türkei.

Es strömten also innerhalb kurzer Zeit sehr viele »Ausländer« nach Deutschland. Und sie trafen auf ehemalige Nazis, die aufgrund von unleugbaren »Führungs«-Kompetenzen das Sagen hatten: In den Schulen, auf den Ämtern, in den Arztpraxen und selbst im Karneval saßen dieselben Leute am Schalthebel wie zur Nazizeit. Man muss kein Kommunikationsgenie sein, um auf die Idee zu kommen, dass nicht gerade eine Willkommenskultur herrschte.

Massen von Menschen wurden ins Land geholt, und diese Menschen sollten hier arbeiten. Das war der Gedanke, einen anderen gab es nicht. In den Augen der Deutschen wurden diese Arbeitsmigrant:innen als vorübergehende Aushilfen betrachtet, die, wenn sie nicht mehr gebraucht würden, zurückgeschickt werden konnten. Ein rechtliches Instrument dafür war der limitierte Aufenthaltsstatus: Der musste immer neu beantragt und verlängert werden, es gab jederzeit die Möglichkeit, die Erlaubnis zu entziehen, die Leine war kurz. Man gab den Arbeiter:innen den Namen »Gastarbeiter«, um ihren Status und ihre Aufgabe genau zu definieren. Um den Übergangsstatus aufrechtzuerhalten und jegliche Verbindung mit Deutschland zu verhindern, wurde zunächst nach dem Rotationsprinzip vorgegangen: Das bedeutete, dass jeder Arbeitnehmer und jede Arbeitnehmerin für eine Dauer von zwei Jahren arbeiten durften, dann kamen neue Arbeiter:innen, die wieder für zwei Jahre beschäftigt wurden. Die Unternehmen stellten aber ganz schnell fest, dass Rotation einfach zu viel Geld kostete. So wurde eine Grundlage geschaffen mit Annahmen, die sich nie bewahrheiten sollten. Ja, die Arbeiter wollten nur kurz bleiben und in ihre Heimat zurückkehren, und ja, die deutsche Wirtschaft wollte sie nur vorübergehend beschäftigen, so weit die Win-win-Theorie. In der Praxis stellte sich heraus, dass die Wirtschaft noch viel mehr Arbeiter brauchte und deshalb immer mehr Menschen angeworben wurden, ohne auch nur eine Sekunde darüber nachzudenken, was das sozial bedeutet.

Solange die Wirtschaft brummte, war alles in Ordnung, erst als es zu Rückläufen in der Auftragslage kam, stellten die Arbeiter:innen plötzlich eine Belastung dar. Im November 1973 gab es einen Anwerbestopp, und damit die Leute nicht alle sofort und auf einen Schlag zurückkehrten, räumte die Bundesregierung in einem zweiten Schritt den Familiennachzug ein. So konnten sich viele Arbeiter:innen hier aus ihrer Einsamkeit befreien, weil sie nicht mehr von ihren Familien getrennt waren, doch gab es Auflagen: Die Familienmitglieder, die nachkamen, durften nicht arbeiten. Das schuf neue Probleme.

Der Anwerbestopp brachte aus verschiedenen Gründen nicht die gewünschte »Reduktion« der türkischen Arbeiter in Deutschland, der Familiennachzug sorgte zusätzlich dafür, dass weiterhin viele

Menschen nach Deutschland kamen. Somit stieg die Spannung in der Bevölkerung, und es wurde schon vom »Türkenproblem« gesprochen – die Stimmung war bisweilen aggressiv.

Die ausländerfeindliche Atmosphäre, die sich von den 60er-Jahren bis heute durchzieht, hatte mehrere Höhepunkte. Einer davon war 1983 das Rückkehrförderungsgesetz. Mit diesem Gesetz sollten finanzielle Anreize geschaffen werden, damit die ungeliebten »Ausländer« das Land für immer verlassen. Es gab tatsächlich eine rassistische Haltung, die salonfähig war, auch wenn sie damals nicht als Rassismus, sondern als Ausländer- oder Fremdenfeindlichkeit bezeichnet wurde, nachzulesen in Aladin El-Mafaalanis Buch »Wozu Rassismus«. »Das Boot ist voll« – das war die Meinung sehr vieler Menschen in Deutschland in den 90er-Jahren. In dieselbe Zeit fällt auch die Kampagne von Roland Koch (CDU) in Hessen, der eine Unterschriftenaktion gegen die doppelte Staatsbürgerschaft von Türken in Deutschland startete – was sehr viele Türkinnen und Türken damals sehr verletzte.

Die ablehnende, offen diskriminierende Haltung gegenüber den Arbeitsmigrant:innen in Deutschland fing jedoch schon Ende der 70er-, Anfang der 80er-Jahre an. Presseartikel aus dieser Zeit veranschaulichen das: In Bonn-Bad Godesberg verweigerte der Wirt einem Türken in der Kneipe ein Bier, in Mainz wurden Flugblätter verteilt, die gegen die Beschäftigung eines türkischen Bademeisters protestierten, in Hannover flogen Steine in türkische Schaufenster, in Hamburg, Kiel, Bochum oder Frankfurt gingen rechte Bürgerinitiativen für Ausländerbegrenzung oder »Ausländer Stopp«-Initiativen auf Stimmenfang. »Türken-Witze« erfreuten sich großer Beliebtheit, und die Parole »Türken raus« tauchte immer öfter auf Gebäudefassaden auf.

»Die Zeit« schreibt im Januar 1981, die Ausländerfeindlichkeit wachse bedrohlich schnell.

In einer Umfrage aus dem Jahre 1983 gaben 83 % der Migrant:innen an, Diskriminierungserfahrungen gemacht zu haben, überwiegend im öffentlichen Raum, also in öffentlichen Verkehrsmitteln, am Arbeitsplatz oder beim Einkaufen.

In Umfragen kam heraus, dass 53 % der Befragten die Auffassung vertraten, die fremden Arbeiter:innen würden den Deutschen die Arbeitsplätze wegnehmen, gleichzeitig sagten 58 % der Befragten, die Arbeitsmigranten machten genau die Arbeiten, die sie selbst gar nicht machen wollten. Es gab also keine rational nachvollziehbare Grundlage für diese Haltung der Menschen, es war schlicht Rassismus. Ein Grund für diese Spannungen lag in der Arbeitsmarktlage, doch wurde diese in den Diskussionen gar nicht als Hauptproblem gesehen. Wie immer bei rassistischen Begründungen entstanden die »Probleme« wegen der Unvereinbarkeit der verschiedenen Kulturen. Kategorisierung, Abwertung, Ausgrenzung[5] – diesen Dreiklang konnte man in dieser Zeit geradezu in seiner Reinform beobachten. Das Muslimische wird gegen das Christliche gestellt, wobei alles Christliche rein und fortschrittlich und alles Muslimische als schlecht und rückschrittlich bewertet wird. Und in der gesamten Berichterstattung, ganz gleich, ob in konservativen oder in liberaleren Blättern, wird auf den kulturellen Unterschieden herumgeritten, sodass der Eindruck entsteht: Diese Menschen, diese Türken, passen hier nicht hin, sind nicht wie wir (Deutschen). Verschwiegen wurde dabei, dass die Arbeitsplätze knapp wurden und sich daraus enorme Spannungen ergaben. Nicht nur rechte und rechtsextreme Stimmen, sondern auch konservative wie aus der CDU benutzten damals die Begriffe »Überschwemmung«, »Unterwanderung« und verwiesen auf die starke Geburtenrate der Arbeitsmigrant:innen, um ein weiteres Schreckensszenario zu malen, nämlich den Bevölkerungsaustausch, gegen den es die deutsche Reinheit zu verteidigen galt. Das Buch »Nächstes Jahr kehren wir zurück« von Karin Hunn fasst die damalige Entwicklung sehr präzise zusammen und analysiert, dass es sich dabei um Nebelkerzen handelte, die geworfen wurden, um der eigenen Bevölkerung das Gefühl zu vermitteln, mit der Wirtschaftskrise klarzukommen und darüber hinaus für die Krise im Land auch eine Lösung zu haben. Natürlich gab es auch Gegenstimmen, in Köln wurden Bündnisse für Ausländerinitiativen gebildet, Kirchen, Gewerkschaften und Einzelpersonen ergriffen das Wort, wie etwa Heinrich Böll, der am 9. November 1983 zum Jahrestag der Reichskristallnacht den Oberbürgermeister dazu aufrief, die ausländerfeindlichen Parolen an den Fassaden beseitigen zu lassen. Auch die Presse hielt bisweilen dagegen, führte aus, dass die Deutschen »lernen« müssten, die ethnischen und religiösen Minderheiten, die sie zu sich gerufen hatten, um ihnen zu helfen, den Wohlstand wiederherzustellen, in ihren kulturellen Besonderheiten zu achten, das Zusammenleben könne zu einer gegenseitigen sozialkulturellen und religiösen Bereicherung führen. Bis heute ist es ein beliebtes Mittel in der Politik, die Rassismus-Karte zu ziehen, um über soziale oder wirtschaftliche Probleme, Misswirtschaft und politische Fehlentscheidungen hinwegzutäuschen. Beim Mauerfall, dieser deutsch-deutschen Herausforderung, sprach die CDU-Regierung Anfang der 90er-Jahre immerzu davon, das Problem in Deutschland seien die Asylanten. Aber niemand erwähnte laut, dass mit dem Zusammenbruch der DDR von Millionen Arbeitsplätzen nur wenige, etwa 100.000 an der Zahl, übrig bleiben würden und deshalb ein großer Teil der Bevölkerung in existenzielle Nöte geraten würde. Um dieses Problem hätte sich die Politik kümmern müssen, stattdessen präsentierte sie einen Sündenbock. Volker Rühl schickte an die Innenminister der CDU-geführten Länder einen Brief, in dem er darauf hinwies, dass das nächste Thema auf der Agenda des Asylantenproblem sein müsse. Ganz offen spekulierte er darüber, dass man dadurch von den innerdeutschen Problemen ablenken könne: Der Ausländer habe Schuld, deswegen gehe es Deutschland so schlecht. Wie auf Kommando brannte die Republik: In Rostock-Lichtenhagen, Hoyerswerda, Solingen oder Mölln liefen alle Anschläge auf Ausländer nach dem gleichen Muster ab. Rassismus tötet – länderübergreifend.[6]

Der Holocaust war noch nicht lange her, die Menschen hatten in puncto Rassismus nichts dazugelernt.

In der Dokumentation »Hadi Tschüss« aus dem Jahr 2015, in der Grenzgänger zwischen Deutschland und der Türkei porträtiert werden, wird aus einem Anwaltsschreiben aus dem Jahr 1982 zitiert. Es geht darum, dass sich ein (deutscher) Mann von seiner (türkischen) Frau getrennt hat. Damit die Frau mit dem Kind in der Wohnung bleiben kann, soll ihr im Scheidungsverfahren die Wohnung als Mieterin zugewiesen werden. Der Antragsgegner im Scheidungsprozess ist besagter Ehemann, der will, dass seine Frau und das Kind in der Wohnung bleiben können, die Beteiligte, deren Zustimmung hierzu benötigt wird, ist die Vermieterin, dies zum besseren Verständnis. Der Anwalt schreibt: »Der Antragsgegner hat gegenüber der Beteiligten bei Abschluss des Mietvertrages kein Wort davon erwähnt, dass er verheiratet ist, und zusätzlich, dass er mit einer Türkin verheiratet ist. Es soll hier vorab ausdrücklich darauf hingewiesen werden, dass die Beteiligte nicht grundsätzlich ausländerfeindlich ist. Sie hat jedoch bisher in ihrem eigenen Haus immer darauf geachtet, dass keine Ausländer einziehen. Wäre ihr daher zu Beginn des Mietverhältnisses mitgeteilt worden, dass eine Türkin als Ehefrau einzieht, hätte der Antragsgegner diese Wohnung nicht zur Miete erhalten. […] Es handelt sich um einen Stadtteil, der gut bürgerlich bewohnt wird. Die Antragstellerin des Scheidungsverfahrens würde daher als »Fremdkörper« in der Wohnanlage wirken, besonders dann, wenn ihr deutscher Ehegatte nicht mehr anwesend bzw. nicht mehr dort wohnhaft ist.

Die Ehewohnung ist aber auch zu groß. Die Antragstellerin benötigt für sich und das gemeinsame Kind keine Dreizimmerwohnung. Hier ist eine Zweizimmerwohnung völlig ausreichend und angemessen.«

Wie sicher muss sich ein Jurist fühlen, um solche rassistischen Briefe zu verfassen? Ganz offenbar war diese Haltung in bestimmten Milieus salonfähig und Mainstream.

Den in Deutschland lebenden Türken wurde unmissverständlich gesagt, dass sie zurückzugehen haben. Auch das kann man bei Karin Hunn nachlesen. Da die Türkei aber für die meisten hier arbeitenden Menschen keine Alternative bot, blieben sie. Die politischen Unruhen in der Türkei fanden kein Ende, 1980 hatte ein Putsch stattgefunden. Dass die Anzahl der Asylbewerber aus der Türkei in die Höhe schoss, benutzte die Politik als ein weiteres Argument, um sich gegen diese Zuwanderung zu sträuben. Dass der Putsch die Ursache war, interessierte nicht. So entstand eine Gemengelage, in der das Aufnahmeland nicht länger Aufnahmeland sein wollte und das Entsendeland nichts dafür tat, um für seine Exilarbeiter attraktiv zu sein. Die Türk:innen mussten in Deutschland bleiben, ob sie wollten oder nicht.

Warum ich das alles erzähle? Meine Eltern kamen in ein Land, das sich mit allen Mitteln gegen die Integration ihrer Arbeitsmigrant:innen stemmte. Abwertung und Ausgrenzung waren an der Tagesordnung, mit jedem Jahr, das sie länger in Deutschland blieben, wurden sie als größeres Problem gesehen – dabei hatten sie zum Wohlstand einen überragenden Beitrag geleistet. Diese Diskrepanz zwischen Wert und Wertschätzung spielte unterschwellig eine große Rolle, auch bei uns Kindern, und sie zahlte ein auf ein wenig positives Lebensgefühl. Der Wunsch, dieses unwirtliche Land zu verlassen, um endlich auch so etwas wie Anerkennung zu bekommen, wurde größer, der Frust darüber, abwarten zu müssen, auch.

Ankunft in Deutschland in den 60ern

Wollte man in Deutschland arbeiten, musste man sich zwei ärztlichen Untersuchungen unterziehen: eine im Herkunftsland, in unserem Fall in Istanbul, eine in Deutschland. Die ärztliche Untersuchung war für viele Migrant:innen traumatisch, das beschreibt Ali Kemal Gün in seinem Buch »Interkulturelle therapeutische Kompetenz«. Sie war brutal und unsensibel – die Männer und Frauen mussten sich nackt ausziehen, sie wurden eher wie Vieh untersucht und nach Tauglichkeit einsortiert. Das war ein Vorgeschmack auf den Stellenwert, der ihrem Wohlergehen beigemessen wurde.

Meine Mutter war Jahrgang 1944 und kam 1968 nach Deutschland, nach Köln, da hatte mein Vater bereits zwei Jahre hier gearbeitet. In den Ferien heirateten sie in der Türkei, dann kam meine Mutter mit nach Deutschland. 1969 kam mein älterer Bruder hier zur Welt, ich wurde hier 1972 geboren und mein jüngerer Bruder 1979.

Das sind die Eckdaten, und sie sind schnell erzählt.

Das Grundkonzept der Arbeitsmigrant:innen war: Wir machen das hier vorübergehend, und dann kehren wir zurück. Also: Wir arbeiten jetzt und leben später. Aber dieses Zurückgehen wurde nie umgesetzt, weder konkret geplant noch verworfen, das Ziel blieb eine Fata Morgana. Wir kehren zurück. Aber wie und wann und was dann geschieht, wurde nie explizit thematisiert. Es gab nur diese vage Behauptung, die zu nichts anderem taugte, als Sehnsüchte zu entwickeln. Ein Strohhalm im Meer der deutschen Gesellschaft, eine Krücke auf dem Weg

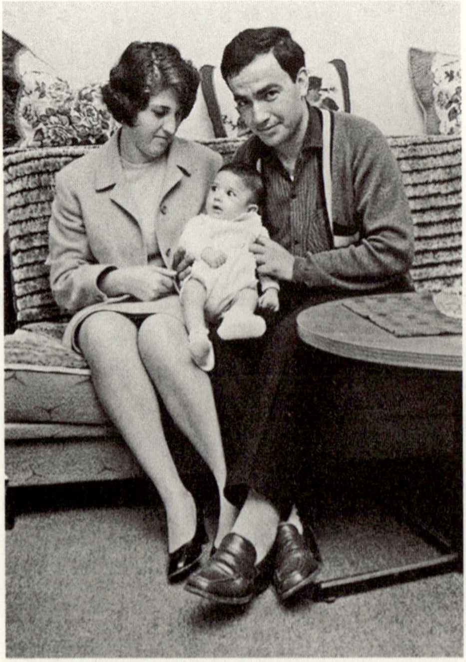

Meine Eltern in Köln nach der Geburt meines Bruders

nach Hause. In vielen Religionen winkt das Paradies, wenn man sich vorher gut verhält. Für die Arbeitsmigrant:innen winkt die paradiesische Heimat, wenn man vorher brav schuftet.

Die Rückkehr wäre für uns Kinder gar nicht so einfach geworden, und je länger wir in Deutschland lebten und je älter wir wurden, desto mühsamer wäre das Unterfangen gewesen. Es war auch von Anfang an kein »Zurück«, weil wir in Deutschland geboren und aufgewachsen sind.

Allein das zu verstehen, kostete mich schon mein halbes Leben. Ich kehre nicht zurück, ich bin von hier. Wobei die deutsche Gesellschaft diesem Zugehörigkeitsgefühl mit aller Macht entgegentrat. Also: in Deutschland nicht gewollt, trotz eigentlicher Heimat, die versprochene Heimat als reale Fremde. Dazu kam ein Loyalitätskonflikt: Durfte ich meinen Eltern widersprechen? Durfte ich eine andere Meinung haben und ein anderes Lebenskonzept? Wenn der Glaubenssatz immer lautet: Selbstverständlich sind wir türkisch, und selbstverständlich kehren wir zurück. Selbstverständlich kommen wir aus der Türkei. Wir sind Türken, die sich nur vorübergehend in Deutschland aufhalten. Das führt zu schizophrenen Empfindungen, deshalb ist die Frage nach der psychischen Belastung der zweiten und auch der dritten Generation legitim und wichtig, sie wird viel zu wenig thematisiert.

Ali Kemal Gün, mit dem ich ein langes Gespräch führen durfte, sagt dazu, dass sich jetzt erst diese Sichtweise etabliert. Die Beziehung zwischen Migration und Krankheit muss weiter erforscht werden. Menschen mit Migrationshintergrund in Deutschland leiden deutlich häufiger an psychischen Erkrankungen als der Bevölkerungsdurchschnitt. Auf fast allen Gebieten weisen Menschen mit internationaler Geschichte höhere Risiken auf: Stoffwechselerkrankungen, depressive Störungen, Schmerzzustände, Verschleißerscheinungen etc. Es gibt viele Studien in Einwanderungsländern wie Kanada, USA, Australien, und es wird immer wieder festgestellt, dass Migration eine Indikation ist, also ein zusätzlicher Faktor, der die Entstehung der Krankheiten begünstigt. Unter Migrant:innen in Deutschland sind nachweislich psychosomatische Erkrankungen viel häufiger im Vergleich zur sonstigen Bevölkerung, bei weiblichen Türkeistämmigen oder Migrant:innen ist die Zahl höher als bei den männlichen. Psychosomatische Erkrankungen sind körperliche Erkrankungen, die aus seelischen Belastungen, aus psychischen Konflikten resultieren. Warum ist das so? Wenn ein Mensch seine Sprache nicht benutzen kann, um sein Leiden darin verbal auszudrücken, dann benutzt der Körper den Schmerz als Sprache, um sich in einen Dialog zu bringen. Die Krankheit ist die Sprache des Körpers.

Für Ali Kemal Gün ist es wichtig, dass insbesondere Therapeut:innen diese Zusammenhänge verstehen, sonst werden falsche Diagnosen gestellt: »Es gibt viele Fälle, in denen Aggressionsdiagnosen gestellt werden oder sogar unterstellt wird, der Patient simuliere und wolle frühzeitig in Rente oder krankfeiern. Aber die Menschen täuschen nichts vor, sie sind krank. Bei den Fortbildungen für Psychologen und Psychiater zeigt sich oft, wie wenig allein über die diskriminierenden Untersuchungsmethoden bekannt ist. Und auch die Wohnbedingungen waren katastrophal. Erwartungen erzeugen Stress. Es ist wichtig zu eruieren, mit welchem Auftrag die Menschen hergekommen sind. Wer waren die Entscheidungsträger? Kamen sie selbstmotiviert und aus freien Stücken, oder wurden sie instrumentalisiert, um der Familie zu Hause das Leben zu erleichtern? Oft wird die Aufgabe, die Angehörigen zu ernähren, internalisiert. Da kann ein kleiner Unfall schon die Gefahr bedeuten, die Mission nicht erfolgreich umsetzen zu können. Diese Menschen sind zum Funktionieren verdammt, sie haben erfolgreich zu sein. Deutsche Psychiater und Psychologen können diesen Ansatz nicht nachvollziehen, wenn sie nicht geschult sind, dazu müssen sie die Biografie ihrer Patienten kennen.«

Das Provisorium

Ich bin Deutscher, aber ich habe immer das Konzept der Türkei im Kopf. Wie ein Betriebssystem, das nicht genutzt wird, ein Upload, der nicht gestartet wird, aber immer präsent ist wie ein Avatar.

Es gibt die Türkei als Lebensziel, und alles wird dorthin ausgerichtet. Das ist der Klassiker. Egal, welchen türkeistämmigen Menschen der ersten oder zweiten Generation man fragt: Alle hatten zu Hause eine Wand mit Kartons, im Keller, im Flur, in einem anderen Zimmer, in denen die Sachen, die man mit in die Türkei nehmen wollte, aufbewahrt wurden. Alles Schöne und Wertvolle wurde aufgespart. Oder eben Dinge, die in Deutschland gut und günstig sind. Das Hässliche wird in Deutschland benutzt, das Schöne geht mit ins Paradies.

Ich habe in einem meiner ersten Kabarett-Programme zu dieser Kartonwand, die ich damals eher als Kartonmauer empfand, eine Nummer gemacht:

»Wir wohnten zu fünft auf 50 m^2. In jeder Legebatterie gab es mehr Platz.

Unsere Wohnung war so klein, wenn die Sonne reinschien, mussten wir rausgehen.

Bei uns zu Hause wurde nicht investiert, alle Investitionen waren nur für drüben. Bei uns zu Hause wurden neue Dinge eingekauft und sofort und unbenutzt weggepackt – und das über Jahre und Jahrzehnte. Das Ganze hatte System: Auf der einen

Seite stand mein Vater und murmelte kopfnickend: Wir gehen zurück. Wir gehen zurück. Wir gehen zurück. Auf der anderen Seite saß meine Mutter, die alles Eingekaufte wegpackte, mehr einkaufte und ebenfalls wegpackte. Neuer Toaster – weg damit. Kassettenrecorder – weg damit. Und so weiter. Die beiden spielten ein perfides ausgeklügeltes Spiel, in dem wir Kinder keine Chance hatten. Glänzende neue Gegenstände schwebten über unsere Köpfe hinweg, vom Kaufhaus direkt in unsere private Lagerhalle, das Schlafzimmer meiner Eltern. Wir waren nie in Gefahr, Sklaven der Konsumgesellschaft zu werden. Zum Konsumieren kamen wir gar nicht. Einmal wurde eine funkelnagelneue Saftpresse gekauft, und während ich noch überlegte, welches Obst ich denn jetzt am besten … da war die Maschine schon verpackt.

Meine Mutter brachte es fertig, in unserer Wohnung mehr zu verpacken als Christo in seinem ganzen Leben. Ich gehe sogar so weit zu behaupten, dass Christo die Idee mit dem Verpacken von meiner Mutter hatte.

Über Jahre hinweg wurde also alles verpackt. In nicht allzu langer Zeit war so in unserer Wohnung eine Kartonmauer gewachsen. Wir lebten auf 50 m^2 Deutschlands mit unserer eigenen Mauer.

Ich weiß genau, was es heißt, im Schatten der Mauer groß zu werden. Die Chinesen brauchten ein ganzes Land, um ihre Mauer zu bauen. Ulbricht immerhin eine ganze Stadt, aber meine Mutter schaffte das ganz allein – einen kompletten Mauerbau in einem 3 × 4 m großen Schlafzimmer. Eine architektonisch einwandfrei konstruierte Mauer aus Kartons, zwischen deren Ritzen nicht mal ein Blatt Papier passte.«

Klingt lustig? Aber nur, wenn man nicht dabei war.

Die Krankheit meiner Mutter begann in den Neunzigerjahren. Um das Jahr 2000 blieb sie in der Türkei, zunächst bei ihrer Mutter, dann alleine. Die Strategie im Umgang mit ihrem Zustand bestand darin, dass meine Eltern getrennt voneinander lebten, weil es zusammen immer weniger funktionierte. Die Trennung war ein schleichender Prozess, der auf die gesamte Familie ausstrahlte.

Gibt es eine Verbindung zwischen Migration und psychischer Krankheit? Man kann diese Frage mit Nein beantworten, das bestätigte mir Ali Kemal Gün. Migration löst keine psychischen Krankheiten aus, stellt aber in jedem Fall eine seelische Belastung dar. Sie kann unter Umständen dazu beitragen, dass krankheitsauslösende Faktoren begünstigt werden. Meine Eltern lebten nicht in Deutschland, sie arbeiteten hier. Ihre dreißig Jahre in Deutschland waren ein Provisorium, und keiner machte sich klar: Die baldige Rückkehr sollte sich zur Lebenslüge entwickeln.

Kindheitserinnerungen an Adana

Der Anfang meines Lebens, meine Kindheit, hat sich zu einem großen Teil in Deutschland und zu einem kleinen Teil in der Türkei abgespielt. Wie viele andere Familien auch hatten meine Eltern die Idee, die Kinder spätestens zur Einschulung in die Heimat zu schicken und selbst nachzukommen, sobald genug Geld verdient war. Schließlich lebten meine Großeltern in der Türkei, sie konnten zwischenzeitlich die Betreuung übernehmen, dachten sie.

So kam es, dass ich, noch bevor ich ein Verständnis von verschiedenen Ländern, verschiedenen Nationalitäten, verschiedenen Kulturen entwickeln konnte, schon munter zwischen Deutschland und der Türkei hin- und hergeschickt wurde. Ich habe Bilder von Adana im Kopf, der Stadt, aus der meine Eltern kamen. Sie liegt im Süden der Türkei, die heute knapp 1,5 Millionen Einwohner:innen hat und die 2023 von dem verheerenden Erdbeben in der Türkei und Syrien betroffen war. Ende der 60er-Jahre hatte sie nur etwas über 300.000 Einwohner.

Das Haus, in dem wir lebten, lag am Anfang einer Gasse. Genau genommen waren es zwei miteinander verbundene kleine Häuser. Zur Straße hin gab es ein kleines Ladenlokal, das mein Opa betrieb, in dem es Lebensmittel, Zeitungen, Brot und, für mich ganz aufregend, Coca-Cola zu kaufen gab. Es war nicht größer als eine Garage. Mein Opa hatte nach seiner Pensionierung aus Langeweile (und wahrscheinlich wegen finanzieller Schwierigkeiten) die an der Straße liegende Mauer aufgerissen und an dem so entstandenen Ladengeschäft ein Rolltor angebracht. Auf der anderen Straßenseite gab es bereits mehrere Lebensmittelläden, und die anderen Händler schlugen vor, er möge doch kein komplettes Sortiment führen, sondern nur einfache Grundnahrungsmittel. So geschah es dann auch.

Die beiden Häuser waren durch einen Trampelpfad und einen winzigen Garten miteinander verbunden. Im vorderen Haus zum Laden hin wohnte meine Uroma, die Mutter meines Opas. Im hinteren Haus mein Opa, meine Oma, meine Mutter, mein älterer Bruder und ich sowie zwei meiner Onkel. Als meine Uroma starb, zogen meine Mutter, mein Bruder und ich in dieses erste Haus. Mein Vater arbeitete zu der Zeit allein in Deutschland, meine Mutter wohnte mit uns Kindern in ihrem Elternhaus. Mein Bruder war zur Einschulung in die Türkei geschickt worden. Die Idee, dass wir Kinder zunächst bei den Großeltern aufwuchsen und die Eltern in Deutschland arbeiten, gefiel meinen Großeltern irgendwann nicht mehr. Sie fanden, dass Eltern sich selbst um die Kinder kümmern müssen. Da mein Vater aber in Deutschland das Geld verdiente, war meine Mutter allein zu uns in die Türkei gekommen. Die Familie war also getrennt.

Mein Vater besuchte uns ab und zu hier. Dass das auf die Dauer auch keine Lösung sein konnte, war allen klar. So zogen wir irgendwann wieder nach Deutschland – allerdings nur meine Mutter und ich, mein großer Bruder sollte in der Türkei bleiben: Es war ja alles nur vorübergehend, bald würden wir alle in der Türkei leben.

Erinnerungen an die Türkei sind eher verschwommene Bilder, unser Leben in dieser Sackgasse, meine Freunde, mit denen ich da herumtobte. Ich war in der Familie das Nesthäkchen, der Jüngste, der Kleinste, irgendwas zwischen drei und fünf Jahre alt und damit beschäftigt, durch die Gegend zu streunen. Morgens sah ich meinen älteren Bruder, der sich für die Schule fertig machte, seine schwarze Schuluniform mit dem weißen Kragen anzog, seinen grün-orangen Tornister aufsetzte, vorne an der Straße auf den Bus wartete, der ihn dann zur Schule fahren sollte. Mein älterer Bruder hat in der Türkei mit der Grundschule begonnen. Für mich war das alles noch in sehr weiter Ferne, ehrlich gesagt wusste ich auch gar nicht, wo er morgens hinfuhr, ich fand es nur total cool, dass er so eine Uniform hatte.

Mein Opa war ein Mann mit nach hinten gekämmtem dünnem Haar, der ein bisschen so aussah wie der Staatsgründer Atatürk. Draußen lief er nur im Anzug herum, auf der Arbeit mit Krawatte. Privat auch schon mal ohne, aber nicht immer. Konservativ würde ihn ganz gut beschreiben, religiös war er aber nicht. Er hatte mit meiner Oma sechs Kinder. Und es war ihm sehr wichtig, dass die Kinder eine höhere Bildung genießen würden. Er selbst war leitender Angestellter bei der Post, damals hieß es immer, der Opa sei Direktor. Meine Mutter und ihre Schwester wurden beide Lehrerinnen, das war im Adana der 50er-Jahre sehr fortschrittlich. Meine vier Onkel haben alle studiert. Mein ältester Onkel, Fuat, arbeitete beim TRT, dem türkischen öffentlich-rechtlichen Rundfunk und Fernsehen, ich nehme an, er war Redakteur, aber es hieß natürlich, er sei Direktor. Mein zweitältester Onkel Ismet hat es aus Adana nach Istanbul geschafft, wo er an der berühmten Yildiz-Teknik-Universität Elektrotechnik studierte. Auch er wurde am Ende Direktor, nämlich der Leiter der Stromwerke von Antalya.

Der Hochschulzugang ist in der Türkei nicht wie bei uns in Deutschland über ein zentrales Abitur geregelt, sondern hängt an einem Test am Ende der Schulzeit. Je nachdem, wie viele Punkte bei diesem Test erreicht werden, wird eine Universität zugeteilt. Die besten haben selbstverständlich die höchste Punktzahl. Jeder Studierende kann zwar Wünsche äußern zu

Fächern und der Wunsch-Uni, aber wenn die Punktzahl nicht stimmt, kann man an irgendeiner Feld-Wald-und-Wiesen-Universität irgendein Feld-Wald-und-Wiesen-Fach studieren. Das ist in der Türkei tatsächlich bis heute ein großes Drama, denn wer bei dieser Prüfung zu schlecht abschneidet, muss ein ganzes Jahr auf die nächste Prüfung warten.

Dass die Familie meiner Mutter Wert auf Bildung legte, wird noch wichtig werden bei der Frage nach dem Status, den meine Mutter nach der Heirat mit meinem Vater und der Migration nach Deutschland verlor. Um es kurz zu machen: Es war der Absturz aus einer angesehenen Familie mit Bildung zu einer »Gastarbeiterin« ohne Sprache oder Ansehen, die als Näherin arbeiten musste. Wie schwer wiegt ein solcher Statusverlust? Ich habe mich immer als Arbeiterkind definiert, weil mein Vater in Deutschland bei Ford gearbeitet hat. Dass meine Mutter Lehrerin war und ich somit mit meiner Selbstbeschreibung nur halb richtiglag, sagt viel über unser Selbstverständnis als Familie sowie unseren Status in Deutschland aus: Wir waren als »Gastarbeiterkinder« automatisch Arbeiterschicht, etwas anderes wäre uns nicht in den Sinn gekommen. Dazu gehörte die Wohnung in Köln-Nippes, einem Stadtteil, der damals alles andere als hip war. Die Unternehmen hatten Wohnheime für ihre Arbeiter:innen geschaffen, die in den ärmeren Stadtteilen lagen. In Köln waren das bevorzugt Niehl, Merkenich, Mülheim, Kalk und Nippes. Wenn die Familien sich Wohnungen suchten, blieben sie in diesen Stadtteilen. Es kam zu einer klaren Segregation, die z. T. bis heute beobachtet werden kann, auch wenn sich durch die Mietpreise einiges aufhebt.

Was wäre passiert, wenn wir in Adana geblieben wären? Welches Ansehen hätte die Familie genossen, und wie hätte sich das auf uns ausgewirkt? Darüber kann ich nur spekulieren, aber ich

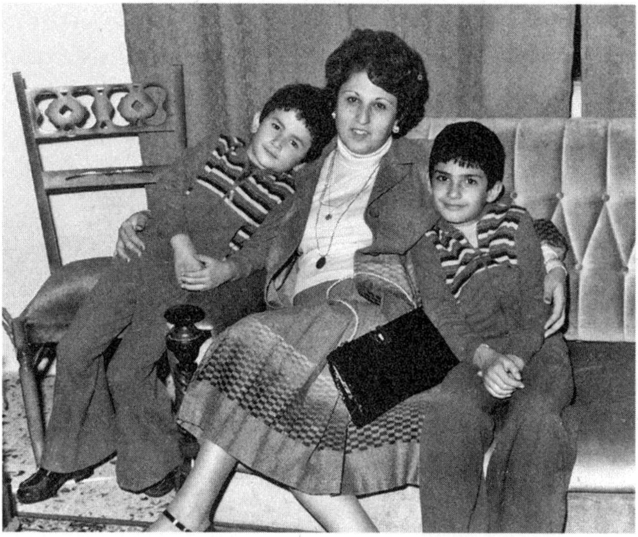

Meine Mutter mit meinem Bruder (rechts) und mir in Adana

bin mir sicher, dass unser Leben eine andere Wendung genommen hätte.

Von meinen beiden Onkeln, die noch mit im Haus wohnten, habe ich damals nicht wirklich viel mitbekommen. Mein jüngster Onkel Selim war vielleicht zehn Jahre älter als ich, somit war ich für ihn komplett uninteressant. Er war so was wie der Wildfang in der Familie, ständig unterwegs und viel Quatsch im Kopf. Einmal brachte er einen großen Schäferhund mit und sagte, der gehöre jetzt ihm. Meine Großeltern waren anderer Meinung, und der Hund musste wieder weg. Dann fing mein Onkel an, auf dem Flachdach Tauben zu züchten, das war ein gängiges Hobby, so mancher hatte eine Taubenzucht auf dem Dach. So richtig erfolgreich war sein Unterfangen jedoch nicht, irgendwann gab er es auf.

Als mein Onkel Selim mit dem Studium begann, mischte er bei den Studentenunruhen, die infolge des Putsches in den 1980er-Jahren tobten, in Adana mit. Als ihm in den Fuß geschossen wurde, beschlossen meine Großeltern, nach Mersin umzuziehen – in die Wohnung meines Vaters, also des Schwiegersohns. Doch dazu später mehr.

Mein nächstälterer Onkel Haluk war um die 15 Jahre älter als ich. Er hat sich mir gegenüber ganz anders benommen als Onkel Selim, er hat mich gesehen und sich mit mir unterhalten. Es war mein Onkel Haluk, der mir damals in Adana von Pink Floyd erzählte, davon, was für eine innovative Band das sei, und überhaupt fand er sie richtig gut, und dass er mir das alles erzählt hat, fand ich richtig gut. Mein Onkel hat mir damals auch vom Catchen berichtet, einem Sport aus den Vereinigten Staaten, in dem Menschen unvorstellbar brutal miteinander kämpfen, als Show. Jahrzehnte später tauchte das auch in Deutschland auf, und ich dachte, mein Onkel hatte schon immer ein interessantes Spezialwissen. Vielleicht ist er ja auch deshalb bis heute mein Lieblingsonkel, weil er zugewandt, lustig und erzählfreudig war. In der Familie gilt er bis heute als das schwarze Schaf, weil er Einzelgänger war und sich wenig um die Meinung anderer kümmerte. Aber wie ich im Laufe dieses Buches feststellen musste: Den Stempel bekommt man in meiner Familie sehr leicht aufgedrückt.

In dieser Zeit, Anfang der 70er-Jahre, lebte mein Vater also in Deutschland, und wir fuhren hin und her. In meiner Erinnerung ist Leerstelle, ich erinnere mich nicht an ihn, weder an seine Anwesenheit und auch nicht an seine Abwesenheit. Meine Mutter hat nicht gearbeitet, sie versorgte uns, aber sie war nicht sehr zugewandt, jedenfalls nicht so, wie wir das heute verstehen. Wenn wir in der Türkei waren, warf ihr Vater ihr vor, dass sie die

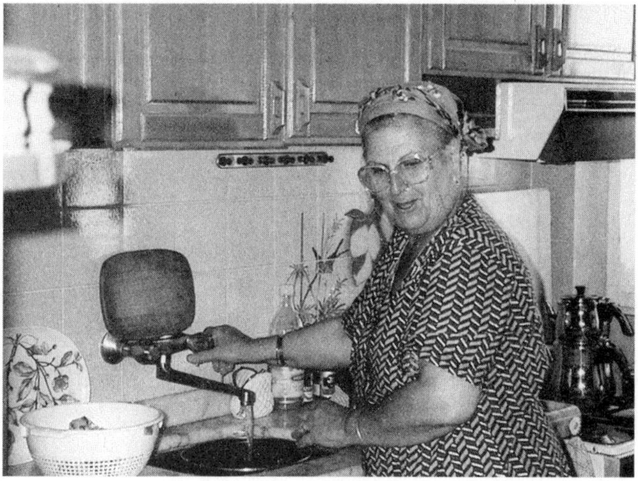

Meine Oma mütterlicherseits in Mersin

falsche Entscheidung getroffen habe. Zu ihren Eltern hatte sie deshalb ein angespanntes Verhältnis.

Ich erinnere mich an einen Tag im Winter, an dem mir meine Mutter sagte, dass mein Vater am Abend kommen werde. Damals wurde noch keiner am Flughafen abgeholt, oder wir konnten es zumindest nicht. Wir waren alle aufgeregt, daran kann ich mich gut erinnern, wir horchten, ob ein Taxi vorfährt, ein anderer Wagen hält, ob er aus dem nächsten Dolmuş (dem türkischen Sammeltaxi) aussteigt, wo er denn bleibt und wann er denn kommt. Am Abend irgendwann war er dann da, es war schon spät, es war dunkel, und plötzlich war das ganze Haus voller Menschen. Alle wollten hören, wie es meinem Vater ging in diesem weit entfernten Land, von dem keiner eine rechte Vorstellung hatte.

Mein Vater hatte mehrere Koffer dabei, öffnete sie und verteilte Geschenke. Ich weiß nicht mehr, wer was bekommen hat, das Einzige, an das ich mich erinnere: Ich bekam Spielzeug, eine kleine Pistole, die blaue Pfeile mit rotem Saugnapf schießen konnte, als Zielscheibe gab es eine weiße Hand, die man irgendwo befestigen konnte. Ich war sehr begeistert davon.

In diesen wenigen Eindrücken erschöpft sich auch schon meine Erinnerung an die Zeit in Adana, wo ich als kleiner Junge durch die Straße rannte, besser gesagt, durch die Gasse. Wir hatten damals schon die verkehrsberuhigte Zone, ohne Autos und sehr lebendig.

In Mersin, einer Stadt direkt am Meer, starb mein Opa 1981, meine Oma lebte dort bis 2006. Wir fuhren jedes Jahr in die Türkei, um sie zu besuchen.

Informationslücken

Den biografischen Teil dieses Buches zu schreiben, dachte ich mir, wird der einfachste Teil sein, denn ich schreibe meine Erinnerungen auf. So weit die Theorie.

In der Praxis zeigte sich, dass bei dem Versuch, alles aufzuschreiben, sehr schnell große Lücken auftauchten, und das nicht nur bei Geschehnissen, die vor meiner Zeit lagen. Beim Versuch, diese Lücken zu schließen, brauchte ich Zeitzeugen. Menschen, die dabei waren und Auskunft geben konnten, in diesem speziellen Fall mein Vater, der gar nicht so redewillig war, wie ich mir das vorgestellt hatte.

Er ist Jahrgang 1941, und ich dachte, jetzt, im Herbst seines Lebens, hat er bestimmt ein Interesse daran, seine Geschichte aufgeschrieben zu sehen. Seit seiner Verrentung und bis heute lebt mein Vater in Mersin zurückgezogen mit seiner zweiten Frau. Ich fragte ihn also, ob er Lust habe, mir zu erzählen, wie das damals war in Adana. Wie es sich angefühlt hat, als er dann nach Deutschland kam. Aus Adana, einer Stadt, in der es nie schneit, fast immer scheint die Sonne, nach Köln zu kommen. Es war ja nicht nur der Temperaturunterschied, es war so was wie die Landung auf dem Mond: eine andere Sprache, eine andere Religion, andere Verhaltensweisen, eine andere Welt, ein anderer Planet. Wie erging es ihm damals, was hat er erlebt?

Er ging nicht allein nach Köln, sein Freund Ercan und zwei weitere Freunde gingen mit. Mein Vater und Ercan waren beste Freunde, sie haben zusammen die Berufsschule besucht und gemeinsam in einem Rennradteam trainiert, sind Rennen gefahren und haben ziemlich viel miteinander erlebt. Die beiden sind zusammen mit zwei anderen Freunden nach Deutschland gegangen. Alle vier sprach ich damals mit Onkel an, im Türkischen spricht man jeden, der einem irgendwie vertraut ist, mit Onkel oder Tante an. Diese Truppe kam mit Tausenden anderen 1966 nach Deutschland. Sie lebten in Köln zunächst in einem Arbeiterwohnheim in der Kyffhäuserstraße am Barbarossaplatz, später in Köln-Mülheim und dann irgendwann in Köln-Nippes, wo ich aufgewachsen bin. Sie wurden in Istanbul ärztlich untersucht und in Deutschland noch einmal.

Ich frage mich, warum sie nach Köln kamen, wie die Verteilung vonstattenging. Die Bundeszentrale für politische Bildung gibt dazu folgende Auskunft:

»Die räumliche Verteilung der ›Gastarbeiter‹ erfolgte in den 1960er Jahren von Süd nach Nord, von den industriellen Zentren Süddeutschlands zu jenen West- und schließlich Norddeutschlands. Etwa die Hälfte aller Ausländer lebte auf rund vier Prozent der Fläche Westdeutschlands. Die Konzentration der Ausländerbeschäftigung auf die Ballungszentren lag in der Natur der Nachfrage.«[7]

Die »Gastarbeiter:innen« lebten also in den Städten, wo sonst. In Köln war Ford der größte Arbeitgeber.

Wie das alles abgelaufen ist, welche Konflikte, Erfolgserlebnisse, Erfahrungen, Begegnungen, Hoffnungen und Enttäuschungen sie erlebt haben, interessiert mich brennend. Irgendwie dachte ich, mein Vater hätte auch Lust, mir das mitzuteilen, aber da hatte ich die Rechnung ohne den Wirt gemacht und für einen Moment so getan, als würde ich meinen eigenen Vater nicht richtig kennen. Er war immer schon der große Schweiger. Jegliche Versuche, meinen Vater aus der Reserve zu locken, ihn zum Geschichtenerzählen zu animieren, verliefen im Sande.

Dabei war es in meiner Vorstellung ganz einfach, ich sage ihm, ich schreibe ein Buch über Arbeitsmigration und psychische Krankheit, und mein Vater erzählt mir, was ihm dazu einfällt, beantwortet die Fragen und legt seine Sicht der Dinge dar. Eine, die speziell auf ihn zutrifft, ein ganz individueller persönlicher Blick auf das Erleben eines jungen Mannes, der mit 25 Jahren aus besagtem Adana nach Köln kommt und hier ein neues Leben beginnt – oder sagen wir besser, eine neue Arbeit. Im Glauben, es würde nur vorübergehend sein, es würde nur ein paar Jahre dauern, bis er zurückkehren würde nach Adana, so weit der Plan. Dass das alles ganz anders gekommen ist, ist ein Teil der deutschen Geschichte. Wie es dazu gekommen ist, will ich von ihm wissen, aber sämtlichen Anläufen, meinen Vater zum Erzählen zu bringen, begegnet er mit Beschwichtigungen wie ach, das ist doch alles schon so lange her, ach, ich kann mich gar nicht so genau erinnern, ach, man soll die Vergangenheit Vergangenheit sein lassen. Er hat alles getan, um *nicht* zu erzählen. Ich war überrascht und enttäuscht, vielleicht war ich sogar erst enttäuscht und dann überrascht, aber im Endeffekt musste ich einsehen, dass mein Vater immer noch der Mann war, der meine ganze Kindheit hinweg schweigend zu Hause gesessen hat und nicht rausgegangen ist. Dass für ihn das Sicherinnern auch das Aufrühren von nicht bewältigten Traumata sein konnte, darauf kam ich erst mal nicht.

In einer Pressemitteilung von Ford zum 60. Jahrestag der Arbeitsmigration kann chronologisch (und natürlich schöngefärbt) nachgelesen werden, wie die ersten türkischen Arbeitsmigrant:innen nach Köln kamen:

27. September 1961: Die ersten 68 Türken kommen als Sammelgruppe 1 von Istanbul über München am Deutzer Bahnhof in

Köln an. In einem Vermerk zu dieser ersten, recht strapaziösen Zugfahrt heißt es später kurz und knapp: »Die Reise verlief ohne besondere Vorkommnisse.« Die Ford-Werke sorgen für die Unterbringung in Übergangsunterkünften und Wohnheimen.

26. Oktober 1961: Weitere Züge mit türkischen Arbeitnehmern kommen in diesen Tagen in Köln-Deutz an. Der 26. Oktober bürgert sich später als offizieller Beginn der Migration türkischer Arbeitnehmer nach Deutschland ein.

30. Oktober 1961: Die Bundesrepublik Deutschland schließt ein Anwerbeabkommen mit der Türkei, das in Bad Godesberg unterzeichnet wird und rückwirkend zum 1. September 1961 in Kraft tritt. In Istanbul wird 1961 die Deutsche Verbindungsstelle eingerichtet – eine Außenstelle des deutschen Arbeitsamtes.

1962: Die Ford-Werke stellen ihren ausländischen Beschäftigten ab 1962 neu errichtete und gut ausgestattete Wohnheime zur Verfügung. Im Laufe der Jahre wächst die Zahl der von Ford gemieteten Wohnheime in Köln auf bis zu 30 Einheiten an. Die Heime gehören überwiegend dem Jugendsozialwerk, das sie auch betreibt.

Wenn man sich Fotos dieser Wohnheime anschaut, ist die Aussage, sie seien gut ausgestattet gewesen, kaum nachzuvollziehen. Auf viel zu wenig Platz lebten zu viele Menschen, die hygienischen Zustände waren katastrophal, Privatsphäre gab es nicht.

1964: Die zunächst auf ein Jahr befristeten Aufenthaltsgenehmigungen werden aufgehoben. Ford setzt jetzt auf noch stärkere Integrationsmaßnahmen, um die bereits gut eingearbeiteten Beschäftigten längerfristig halten zu können. Deutschland führt die allgemeine Schulpflicht für die Kinder von Migranten ein. Über

70 Prozent der Kinder besuchen zu diesem Zeitpunkt aber bereits freiwillig eine Volksschule.

Wie oben bereits erwähnt, war das Rotationsverfahren einfach zu teuer, deshalb sollten die Menschen bleiben. Auf die Idee, einen Sozialplan auf den Weg zu bringen, kam keiner. Beschult wurde in sogenannten Türkenklassen, um die Rückkehr nicht zu gefährden. Welche Integrationsmaßnahmen gemeint sind, lässt sich nur erahnen: Damals ging es sicherlich nicht um Teilhabe, wie wir sie heute verstehen.

3. Februar 1965: In Köln wird an diesem Tag Religionsgeschichte geschrieben: Kardinal Frings gibt sein Einverständnis, und der Kölner Dom öffnet seine Pforten für Muslime, die dort das Ende des Ramadan begehen können. In einem Seitenschiff des Doms breiten sie ihre Gebetsteppiche aus. Ein Imam leitet den einmaligen Gottesdienst.

Das ist interessant in vielerlei Hinsicht. Im Theaterstück »Gotteskämpfer« von Nuran David Calis, das 2016 am Kölner Schauspiel uraufgeführt wurde, erinnert sich einer der Protagonisten ans Beten im Kölner Dom. Und dass ein paar Jahre später ein solches Angebot nicht mehr denkbar wäre. Heute würde bestimmt ein Teil der deutschen Gesellschaft »Das ist der Untergang des Abendlandes« rufen, und Proteste wären unausweichlich.

1965: Bei den Ford-Werken arbeiten 6.277 türkische Beschäftigte. Diese können erstmals auch an in türkischer Sprache geführten Betriebsversammlungen teilnehmen. In Deutschland sind insgesamt 119.000 sozialversicherungspflichtige Beschäftigte aus der Türkei beschäftigt. Alles in allem arbeiten Mitte der 1960er-Jahre bereits fast 1,2 Millionen Beschäftigte verschiedenster Nationalitäten in Deutschland.

Ich rufe mal wieder meinen Vater an, um ihm Informationen zu entlocken. Er blockiert und möchte nichts erzählen. Vielleicht hat er Angst, nicht gut dazustehen oder bloßgestellt zu werden, oder er hat sonst einen anderen irrationalen Grund, der ihn davon abhält. Manchmal sagt er, du musst nicht alles wissen, und ich denke mir, nicht alles, aber doch einiges, zumindest könntest du mir auf die Fragen, die ich stelle, antworten. Das ist ja auch eine Art Störung: das Schweigen, um die schmerzhafte Vergangenheit nicht noch einmal erleben zu müssen. Als ich schon dachte, das wird alles nichts, tat sich in einem Telefonat plötzlich doch die Möglichkeit auf, über vergangene Zeiten zu reden. Und siehe da, er hat den Tag, an dem er nach Deutschland kam, wie in Stein gemeißelt im Gedächtnis: Am 8. Dezember 1968 kam mein Vater mit seinen Freunden und vielen anderen angeworbenen Arbeitskräften aus der Türkei in München an. Das Datum kann nicht stimmen. Onkel Ercan, den ich dazu befragte, bestätigte mir, dass das nicht zutreffe. Meine Recherchen ergeben eher Sommer 1966 als Ankunftsdatum.

Die Männer wurden aufgeteilt, und es hieß, er und die Freunde würden nach Köln gebracht und in den Ford-Werken arbeiten. Heute würde ich sagen, Glück gehabt, es gab auch Bergwerksarbeiter unter Tage im Ruhrgebiet. Davor bewahrt hat ihn sicher, dass er eine ausgebildete Arbeitskraft mit Berufserfahrung war. Die Arbeit war nicht schöner oder leichter als in der Türkei, das wurde vielen sehr schnell klar.

Mein Vater erzählte ein wenig von der Zeit, und ich schöpfte Hoffnung. Vielleicht ist das die richtige Taktik, immer nur alles in kleinen Dosen, ein paar harmlose Fragen zu stellen und zu gucken, was passiert. Die frontalen Fragen mag er nicht, vielleicht bin ich da auch zu unsensibel. Es ist ein ständiger Eiertanz.

1969: Bei Ford arbeiten nun schon 8.667 Beschäftigte aus der Türkei – ein neuer Höchststand.

1972: Ford beschäftigt 12.368 türkische Kolleginnen und Kollegen – es ist die größte je erreichte Belegschaftsstärke von Beschäftigten aus der Türkei bei Ford. Mehmet Özbagci und Salih Güldiken werden als erste türkische Arbeitnehmer in Deutschland in den Betriebsrat gewählt.

1973: Erstmals bietet Ford seinen türkischen Beschäftigten während der Werksferien besonders günstige Charterflüge in die Türkei an. Auch deutsche Kollegen nutzen dieses Angebot.

Was hier nach großer Gönnerschaft klingt, wurde in Wahrheit kaum in Anspruch genommen. Die meisten Familien fuhren mit dem Auto.

August 1973: Im Kölner Ford-Werk kommt es zum sogenannten Türkenstreik. Es handelt sich um einen wilden Streit, der mit einer Betriebsbesetzung verbunden ist. Betriebsrat und IG Metall distanzieren sich von den Streikmaßnahmen. Ein Teil der Belegschaft wehrt sich gegen die geplante fristlose Entlassung von 300 türkischen Beschäftigten, die zu spät aus dem Urlaub zurückgekehrt sind. Daneben forderten die Streikenden eine bessere Bezahlung (»1 DM mehr«). Ein entscheidender Grund für die Auseinandersetzung waren allerdings von außen gesteuerte politische Interessen radikaler Gruppierungen, die Rädelsführer in das Werk eingeschleust hatten. Der Streik wurde einige Tage später durch den Werkschutz und die Polizei gewaltsam beendet.

Über diesen Streik habe ich versucht, mit meinem Vater zu sprechen. Auch das Thema wiegelt er ab, das habe er damals kaum verfolgt.

23. November 1973: Aufgrund der Ölkrise kommt es zu einem Anwerbestopp für Ausländer aus Nicht-EG-Staaten.

Was mein Vater erzählt: dass Kollegen versucht haben, ihn herumzukommandieren. Er hat daraufhin den Arbeitsplatz gewechselt, d.h., er hat in einem anderen Teil der Produktion gearbeitet und musste nicht mehr am Band stehen.

Mein Vater war entweder arbeiten oder zu Hause. Er ging nicht in türkische Männercafés, er traf sich nicht mit Freunden oder Nachbarn, er sprach nicht mit Menschen auf der Straße. Mein Vater sprach eigentlich gar nicht. Er arbeitete in zwei Schichten, Frühschicht oder Spätschicht. Für mich als kleinen Jungen war es immer toll, wenn er Spätschicht hatte, wenn er um circa 13:30 Uhr das Haus verließ und erst spät abends um 23:00 Uhr wiederkehrte, da schliefen wir schon. Bis dahin hatten wir zu Hause sturmfrei, dann konnten wir uns bewegen, wie wir wollten, wenn wir dann doch zu laut waren oder zu viel Quatsch machten, mein Bruder und ich, dann sagte meine Mutter nur, dass sie alles unserem Vater erzählen würde. Manchmal machte sie das dann auch, dann wurden wir bestraft. Das reichte von streng Angucken oder Ausschimpfen bis hin zu körperlicher Züchtigung. Wenn er Frühschicht hatte, dann ging er morgens um fünf oder sechs aus dem Haus, da schliefen wir noch, und kam dann um circa 14:30 Uhr wieder.

Ab 14:30 Uhr ging dann die Sonne unter zu Hause, es zogen Wolken auf, und alle mussten ganz still sein, Gehorsam und Ruhe wurden verlangt, ich habe es gehasst.

Ercan Amca, Onkel Ercan

Es gibt nicht viele Menschen, die ich befragen kann. Mit wem ich unbedingt sprechen möchte, ist der beste Freund meines Vaters, der bereits erwähnte Ercan Yildiz. Die beiden haben bis heute Kontakt, Ercan und seine Frau Nihal leben in Adana, sind aber ab und zu in ihrer Wohnung in Köln. Ercan und Nihal sind seit 1968 verheiratet. Sie haben drei Kinder, ihr Sohn Halil ist ungefähr so alt wie ich, die beiden Töchter sind etwas jünger. Im Gegensatz zu unserer Familie haben sie also auch Töchter bekommen. Meine Mutter, hieß es, wünschte sich immer ein Mädchen, aber sie bekam drei Jungs.

Ercan und seine Familie waren einige der wenigen Menschen, die wir in Köln besuchten und die uns ab und zu besuchten. Wenn sich die Familien trafen, war es immer sehr schön, es wurde gekocht und zusammen gegessen, die Eltern haben zusammengesessen und geredet, und wir Kinder, also mein Bruder Faruk, Halil, die kleinen Schwestern und ich, haben immer irgendwas gespielt.

Ich habe Ercan und seine Familie seit Jahrzehnten nicht mehr gesehen. Das letzte Mal muss ich zwölf Jahre alt gewesen sein. Auf die Frage, ob ich ihn besuchen und mit ihm reden könne, sagt er, er möchte nicht interviewt werden, aber ich könne ihn gerne besuchen kommen. Fast wie mein Vater. Wie kommt es, dass die Männer nicht reden wollen?

Und so fahre ich fast vierzig Jahre später mit einem sehr merkwürdigen Gefühl im Bauch zu ihm und seiner Familie. Bereits die Autofahrt erinnert mich an meine Kindheit. Wenn wir dorthin fuhren, saßen in unserem Ford Taunus vorne mein Vater und meine Mutter, hinten an den Fenstern mein älterer Bruder und ich und zwischen uns mein kleiner Bruder. Als ich das Auto parke und aussteige, ist es richtig merkwürdig, dass meine Familie nicht bei mir ist, allein war ich nie dort. Ich schaue an dem Hochhaus empor, sie wohnen ganz oben, da muss ich hin. Ich fahre in die sechste Etage, steige aus, und dann muss ich noch eine weitere Etage zu Fuß hoch und dann durch eine Eisentür mit großem Glaseinsatz auf den geräumigen Balkon, der zu ihrer Wohnung führt. Jeder Schritt ist ein Bruchteil von Sekunden dauernder Abgleich mit dem Zustand von vor 40 Jahren. Zeitlupe und Zeitraffer mit jedem Atemzug.

Als ich vor der Tür ankomme, öffnet sich diese, bevor ich erneut klingeln kann, aber es ist nicht Ercan, sondern sein Sohn Halil, der die Tür öffnet.

Hinter ihm im Flur erscheint seine Mutter Nihal. Obwohl sie deutlich gealtert ist, erkenne ich sie sofort und rufe ihr ein »Merhaba Nihal teyze« zu. Ich freue mich sehr, sie zu sehen, und sie steht da und schaut mir zu, wie ich mir die Schuhe ausziehe. Ich gehe zu ihr und küsse ihr die Hand. Sie sagt, du siehst eins zu eins aus wie dein Vater. Und ich sage, zum Glück ist das so. Vom Flur aus kann ich ins Wohnzimmer sehen. Dort steht ein alter Mann von einem Stuhl auf und lächelt mich sehr freundlich und weich und warm an. An einem großen Esstisch sitzen Kinder und Jugendliche, seine Enkel.

Nihal fragt mich, ob ich Kinder habe. Ich sage Ja, eine 16-jährige Tochter. Und dann fragt sie, ob die Mutter Deutsche sei, und ich sage Ja, und dann will sie wissen, ob wir noch zusammen sind, und ich sagte Nein, und danach fragt sie direkt, ob ich es bereuen würde, eine deutsche Frau geheiratet zu haben.

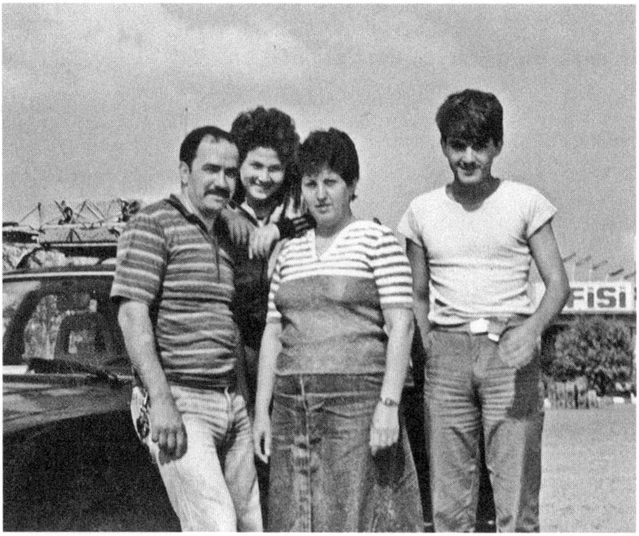

Urlaub in der Türkei

Ich bereue es nicht, meine Exfrau geheiratet zu haben, ich fand es richtig gut, und wir haben eine gemeinsame wundervolle Tochter. Da der Grund für unsere Trennung für mich in großen Teilen auch mit dem Tod meiner Mutter und den Folgen zu tun hat, stotterte ich das alles irgendwie zusammen. Und sage, dass ich nach dem Tod meiner Mutter eine sehr schwierige Zeit gehabt und mich im Zuge dessen von meiner Frau getrennt habe.

Wie hängen der Tod meiner Mutter und die Trennung von meiner Frau zusammen? Die Türkei übte stets eine magische Anziehung auf mich aus, wie denn auch nicht? Aufgewachsen in Köln-Nippes mit Eltern aus Adana war die Türkei ein permanenter Sehnsuchtsort. Das lag in der Natur der Sache, schließlich sprachen wir zu Hause türkisch und aßen türkisches Essen, unser kulturelles Leben bestand darin, dass wir Videokassetten mit türkischen Filmen aus der Videothek ausgeliehen und sie am Wochenende zusammen geschaut haben, Filme von Kemal Sunal, Sener Sen oder Zeki Alasya und Metin Akpinar. Wenn jemand zu Hause sprach, sprach er oder sie türkisch. Das Ziel im Leben war die Rückkehr. Wenn wir die Ferien in der Türkei verbrachten, war das Leben schön, und alles war sehr unangestrengt, Zugehörigkeit war offen sichtbar.

Mit diesen zwei Gefühlen wuchs ich auf: Auf der einen Seite gab es die Türkei, in der ich mich wohl und gut fühlte, und auf der anderen Seite dieses Deutschland, das mich ständig gefragt hat, wo ich denn herkomme, das aber dennoch mein Zuhause war.

Das Bewusstsein ist erst in den Jahren nach und nach entstanden, aber die Sehnsucht nach etwas Türkischem in meinem Leben war immer da, als wäre da ein Vakuum. Doch was fehlte mir konkret? Da war auf der einen Seite die Sprache und auf der anderen das Essen. Feste und Religion und Großfamilie habe ich nicht vermisst – das kannte ich nicht. Als Jugendlicher hatte ich deshalb die Vorstellung, dass ich eine Frau mit türkischer Geschichte kennenlernen wollte, die mit mir diese Sehnsucht stillt.

Die Pubertät ist für sich allein genommen schon eine schwierige Phase. In mir gab es die Sehnsucht nach ersten Erfahrungen mit einem Mädchen und gleichzeitig die komplette Unfähigkeit und Unwissenheit, wie ich auch nur ansatzweise in die Nähe irgendeiner Erfahrung kommen konnte.

Die türkischen Familien hatten für mein Empfinden einen übertriebenen Anspruch, die Töchter zu schützen, es war praktisch gar nicht möglich, ein Mädchen kennenzulernen, geschweige denn, mit ihr Abenteuer zu erleben. Oft herrscht der Glaube vor, dass die Mädchen in jedem Falle jungfräulich in die Ehe zu gehen haben. Wenn das auch eine Haltung ist, die sich in der Türkei eher auf dem Land und in orthodoxen Familien wiederfinden lässt, war sie in Deutschland sehr präsent: zum einen, weil Migrant:innen in der Fremde ein gutes Stück konservativer werden, wie man im »Integrationsparadox« von Aladin El-Mafaalani nachlesen kann, zum anderen, weil damals in der ersten Generation viele vom Land kamen. Daraus ergab sich, dass es praktisch nicht möglich war, sich mit türkischen Mädchen zu treffen, oder anders gesagt, sie zu treffen war immer ein Riesenaufriss, ein Versteckspiel und sehr anstrengend. Mir wurde das Gefühl vermittelt, dass das, was ich da wollte, falsch und verkommen war, und gleichzeitig war es total gefährlich und konnte jeden Moment zu einer ernsthaften Bedrohung werden. Alle Beteiligten in diesem Spiel waren unentspannt.

Es gibt streng genommen nur zwei Möglichkeiten: Du heiratest, oder du bleibst allein. Nur wenn ich heirate, darf ich das Mädchen kennenlernen, mit ihr Zeit verbringen und bei ihr sein. Nicht selten redet dann die Familie aber so richtig rein, und du hast nicht nur eine Frau, sondern auch eine Familie geheiratet, die sehr darauf bedacht ist, dass es ihrer Tochter gut geht – was »gut« bedeutet in diesem Zusammenhang, bestimmt übrigens wieder ausschließlich ihre Familie: ihre Brüder über ihren Vater bis hin zur Mutter, die in den meisten Fällen federführend ist. Man ist komplett fremdbestimmt. Für die Mädchen ist eine Hochzeit oft der einzige akzeptierte Ausweg aus diesem »schützenden« Gefüge. Auch sie müssen dieses Spiel mitspielen, wenn sie einen Partner kennenlernen wollen. Also: Heirat oder keine Beziehung, eine andere Möglichkeit gibt es nicht (bzw. selten). Du kannst der Retter sein, oder du kannst gehen. Für junge Menschen, die ihr Recht auf Neugier einfordern, die

Erfahrungen sammeln wollen und müssen, ist das eine heillose Überforderung.

Diese traditionelle Sichtweise brachte es mit sich, dass die Mädchen, die ich kennenlernte, mit denen ich zu tun hatte, nicht selten aufgedreht, überspannt, gerade aufgekratzt waren. Auch sie waren hin- und hergerissen zwischen dem Versuch, Erfahrungen zu sammeln und sich gleichzeitig gegen alles und jeden zu verteidigen und abzusichern. Es kam nie dazu, dass man sich wirklich entspannt treffen, aufeinander einlassen, etwas erleben, sich begegnen konnte. Und bei mir schlich sich langsam der Eindruck ein, dass ich so etwas wie ein Sittenstrolch war, dass mit einem Mädchen auszugehen und Spaß zu haben, schon eine moralische Bankrotterklärung war. Ich entschied mich deshalb gegen die türkischen Mädchen, weil es schlicht zu anstrengend war, weil ich nicht immer Gefahr laufen wollte, von einem Bruder, einem Vater oder einem Onkel in die Mangel genommen zu werden. Die Retterrolle kam für mich also nicht infrage.

Ich gab die Idee, mit einer türkischen Frau zusammen zu sein, ziemlich früh auf, das Verlangen aber blieb. Diese Sehnsucht sollte mich mein halbes Leben begleiten. Ich hatte Beziehungen und Erfahrungen mit verschiedenen Frauen, aber sie waren keine Türkinnen. Mit Anfang 30 lernte ich die Mutter meiner Tochter kennen. Die Sehnsucht nach dem Türkischen erfüllte ich, indem ich mit meiner Tochter ausschließlich Türkisch sprach. Meine Welt war ansonsten komplett deutschsprachig.

So zogen die Jahre ins Land, und alles war gut, die Sehnsucht war in einer Ecke geparkt, und ich versuche, das Beste aus meinem Leben zu machen.

Mit der Nachricht vom Tod meiner Mutter änderte sich alles. Nicht nur machte sich eine tiefe Einsamkeit breit, es beschlich mich auch das Gefühl, dass mit ihrem Tod mein letzter türkischer Anker verschwunden war. Ich hatte ohnehin das Gefühl, ich bin Türke in Deutschland und darf es nicht sein. In meinem Leben wurde alles, was in Verbindung mit der Türkei oder dem Türkisch-Sein steht, abgewertet oder bestenfalls als zweitklassig betrachtet: Über die Sprache wurde sich lustig gemacht wegen der vielen Umlaute, das Essen wurde auf Döner reduziert, türkische Menschen wurden diskriminiert. In dieser Welt verbat ich es mir fast selbst, Türke zu sein, kein Mensch möchte abgewertet und ausgegrenzt werden. Ich bin in den Siebzigern geboren und habe die Achtziger sehr bewusst miterlebt, damals hieß Rassismus noch Ausländerfeindlichkeit und war mein täglich Brot. Ich versuchte, so gut klarzukommen, wie es nur ging. Mit dem Einstieg ins Theater war ich in vielen Orten der erste und einzige Türke, ob in der Schauspielschule oder später am Stadttheater, selbst im Fernsehen. Ich spielte über Jahre hinweg eine Figur in einer Comedy-Serie, deren Witz darin bestand, den Türken aufgrund seiner Herkunft zu diskriminieren, um die Nullerjahre fand man das lustig in Deutschland, aber nur, wenn man selbst kein Türke war.

Fast schon mantramäßig musste ich mir anhören, ich sei aber ganz anders als die andern. Was in keiner einzigen Sekunde ein Kompliment war, es sollte nur darauf hinweisen, dass alle anderen so schrecklich sind und ich die goldene Ausnahme darstelle, was natürlich nicht stimmte, sondern einfach nur rassistisch war.

Ich bin Sohn einer türkischen Familie, bin also aufgewachsen in einem Haushalt, in dem türkisch geredet und gekocht wurde, und selbstverständlich machte meine Mutter zu Hause gefüllte Weinblätter und legte dabei einen Teller verkehrt herum in den Kochtopf und beschwerte ihn mit einem Stein, selbstverständlich saßen meine Eltern abends im Wohnzimmer und haben die türkischen Nachrichten im WDR Köln Radyosu gehört. Wir Kinder haben das damals gar nicht gemocht, weil das Radio laut und der Fernseher, vor dem wir saßen, leise gestellt wurde, aber das war meine kleine türkische Welt mit ihren eigenen Gerüchen, ihrer eigenen Sprache, ihren eigenen Gewohnheiten, ihrer eigenen Sinnlichkeit. Und wann immer ich aus der Haustür ging, blieb nichts mehr davon übrig. In der Theaterwelt, in der ich mich bewegte, begegnete ich keinen türkischen Menschen, und auch die Mutter meiner Tochter lernte ich über ein Theaterprojekt kennen, wir verliebten uns, bekamen eine Tochter und führten eine 13-jährige Ehe. Meine Versuche, die türkische Sprache, das letzte Türkische, an dem ich festhielt, in unser Familienleben einzubinden, scheiterten.

Mir wurde klar, dass ich der einzige Türke weit und breit in meiner Welt bin, und das fühlte sich nie gut an. Gerne hätte ich mit Menschen zu tun gehabt, die dieselbe Geschichte haben wie ich, die auch an diesen Familientischen gesessen, von ihren Vätern dieselben Sprüche gehört haben. Wenn wir als Kinder andere türkische Familien besucht haben, Onkel Ercan und Halil etwa, sagte mein Vater nach dem Essen zum Dank an die Gastgeber immer »kesenize bereket«, d. h. so viel wie »Ich wünsche dir Reichtum und Wohlstand«. Oder er sagte »Bundan iyisi can sağlığı«, was so viel bedeutet wie »Besser als das hier ist nur noch Gesundheit«. Das sagt man, wenn man als Gast richtig gut bedient wurde und keine Wünsche offenblieben, der Gast kann sich nur noch Gesundheit wünschen, alles andere hat er soeben bekommen, eine Höflichkeitsformel, die von Herzen kommt. Denn Höflichkeit wird im Türkischen großgeschrieben. In einer Welt, in der das Türkische neben dem Deutschen stehen darf, muss all das und noch viel mehr nicht erklärt werden. Diese

Selbstverständlichkeit im Erleben zweier Kulturen schien mir unwiederbringlich verloren mit der Nachricht vom Tod meiner Mutter. Meine Mutter, die meine Wurzel ist, war gerade verstorben, und in mir machte sich Angst breit. Was sollte aus mir werden, wenn ich auch die letzte Verbindung zu meinen Wurzeln verloren hatte? Wenn ich die Sprache nicht mehr sprechen kann? Wenn ich mit Menschen die gleichen Erfahrungen und Erinnerungen nicht teilen kann? Ich möchte niemandem erklären müssen, wie ein Tisch gedeckt wird, der »Rakı-Balık« – Raki und Fisch heißt, dass Schuhe vor der Tür ausgezogen werden oder dass Besiktas der wahre und einzige Meister des Fußballs ist. Nach Monaten in tiefer Einsamkeit, des Schmerzes und des Grübelns lernte ich eine deutsch-türkische Frau kennen, die war wie ich, sie war in der deutschen, aber auch in der türkischen Welt zu Hause, ich hingegen bis dahin nur in der deutschen, und mit ihr keimte die Hoffnung wieder auf, einen Weg zurück in das Türkische zu finden. Auf dem Humus meiner Vergangenheit konnte ich nun eigene Wurzeln schlagen, in einem Kosmos, in dem beide Hälften eine Natürlichkeit haben und selbstverständlich da sein dürfen. Seither kommt bei uns beim Frühstück der Tee aus dem *Semaver*, der Tisch ist reich gedeckt mit leckerstem Schafskäse, besten Oliven und gerne auch *menemen*, für das ich übrigens das beste Rezept habe. *Yolumuz açık olsun*, möge unser Weg offen und lang sein.

Am Tisch der Vergangenheit

Der Tisch bei Ercan und Nihal war reich gedeckt, wir saßen zusammen und aßen. Jetzt war mir auch klar, warum ich auf keinen Fall etwas zu essen mitbringen sollte – sie hatten für alles gesorgt. Ich fühlte mich wohl in dieser Familie, die ich von Kindheit an kannte.

Wie kam es, dass mein Vater und Ercan beschlossen, in Deutschland zu arbeiten?, fragte ich irgendwann. 1962 gab es einen Nachbarn in Adana, der nach Deutschland gegangen war, und das sorgte für große Aufmerksamkeit. Danach mehrten sich die Geschichten von denen, die sich nach Deutschland aufmachten.

Mein Vater und Ercan hatten eine Schlosser-Ausbildung abgeschlossen, sie hatten eine Anstellung. Nach Feierabend trafen sie sich immer an einer Brücke am Kanal mit ein paar anderen Freunden. Plötzlich kam das Thema auf: Mensch, lasst uns doch auch gehen, warum denn nicht – das war der Anfang, eigentlich also eher eine Feierabendlaune. Sie gingen zu viert nach Deutschland mit dem festen Plan, ein oder zwei Jahre zu bleiben. Ein oder zwei Jahre, nicht länger. Mein Vater kannte da bereits meine Mutter, Ercan kannte Nihal, sie dachten, es sei eine gute Idee, vor der Heirat Geld zu verdienen.

Nach dem ersten Jahr fuhren die beiden im Sommer 1968 nach Adana, wo mein Vater meine Mutter heiratete und sie mit nach Köln nahm. Meine Eltern hatten per Brief Kontakt gehalten. Ercan heiratete Nihal ebenfalls in jenem Sommer und nahm sie mit nach Deutschland.

1969 kam mein Bruder Faruk in Köln zur Welt. Meine Mutter

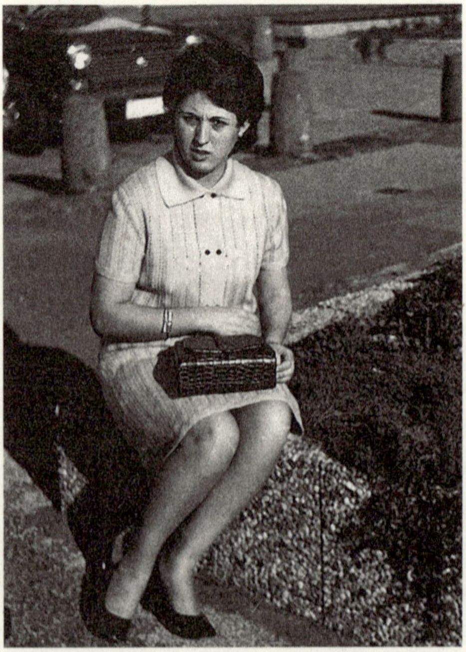

Meine Mutter in Köln in den 70er-Jahren

fand in Deutschland eine Arbeit als Näherin. In ihrem Job als Grundschullehrerin durfte sie nicht arbeiten, und der Plan sah ohnehin vor, nicht lange zu bleiben, den Aufenthalt kurz zu halten und bald zurückzukehren. Da war es fast egal, womit man sein Geld verdiente. So arbeiteten meine Mutter und Nihal zusammen als Näherinnen bei BP-Berufsbekleidungsprofis, die Firma gibt es immer noch auf der Turiner Straße in der Nähe vom Ebertplatz in Köln. Im Unterschied zu früher arbeiten heute allerdings deutlich weniger Näherinnen dort.

Ich versuche zu rekonstruieren, wie lange die beiden Frauen dort gearbeitet haben, es gelingt mir aber nur mäßig. Meine Mutter und sie sollen nur circa sechs Monate zusammen dort gearbeitet haben. Nachdem mein Bruder geboren wurde, soll sie aufgehört haben. Dem ging dem Vernehmen nach ein Problem mit der Tagesmutter voraus: Da mein Bruder als kleines Baby immer geschrien hat, wenn meine Mutter versuchte, ihn bei der Tagesmutter zu lassen, hat sie gekündigt. Es gibt aber auch eine andere Version der Geschichte, die ich für glaubwürdiger halte, da mein Bruder noch im Alter von zwei Jahren auffällig still und bewegungslos gewesen sein soll – aufgrund der Betreuung, die er bekommen habe.

Es war wohl so: Meine Mutter sollte gleich nach der Geburt wieder arbeiten und hat nach einer Betreuung für meinen Bruder gesucht. Mein Bruder war noch sehr klein, im Säuglingsalter, und meine Eltern hatten Kontakt zu einer Tagesmutter. Tagesmutter scheint mir gar nicht das richtige Wort zu sein, vielleicht müsste es eher Wochenmutter heißen, denn das Konzept sah wie folgt aus: Sie haben meinen Bruder sonntags nachmittags bei ihr abgegeben in einer Privatwohnung irgendwo in Köln, ihn die ganze Woche dort gelassen und am Freitagnachmittag wieder abgeholt. Es gab also die Wochenmutter und die Wochenendeltern. Die Woche über haben meine Eltern beide gearbeitet. Das muss eine ganze Weile so funktioniert haben. Die Geschichte geht so weiter, dass sie eines Sonntags bei der Betreuerin klingelten und keiner die Tür aufmachte, keiner reagierte, es brannte auch nirgends Licht. Sie konnten meinen Bruder nicht abgeben und mussten sich etwas einfallen lassen.

Es ist nicht überliefert, warum die Frau nicht aufmachte. Jedenfalls beschlossen meine Eltern, meinen Bruder zu Hause zu behalten, und meine Mutter kündigte.

In einem Gespräch mit meinem Bruder erfuhr ich, dass er erst zur Einschulung in die Türkei geschickt worden sei. Er lebte bei meinen Großeltern, besuchte die ersten drei Grundschulklassen und kam dann wieder nach Deutschland. Meine Eltern haben in den drei Jahren, in denen er dort zur Schule ging, den Plan zurückzukehren, nicht realisiert, woran es genau gelegen hat, weiß ich nicht, mit Sicherheit sahen sie noch keine Perspektive für sich in der Türkei. Oder anders gesagt, meine Mutter hätte wahrscheinlich eine Perspektive als Lehrerin gehabt, mein Vater aber anscheinend nicht. Es gab später übrigens auch unzählige Geschichten von türkischen Familien, die in den 70er- und 80er-Jahren die Rückkehr versucht haben, dann dort aber nicht richtig Fuß fassen konnten, dem Vernehmen nach, weil sie nicht genug verdienten oder sie mit den allgemeinen Gesellschafts- und Geschäftsbedingungen nicht klarkamen. Vielleicht stimmen diese Geschichten, vielleicht wurden sie unter den türkisch-deutschen Familien auch nur erzählt, um die Zögerlichkeit zu erklären.

Mein Bruder zog jedenfalls zu uns nach Deutschland und nicht umgekehrt wir zu ihm in die Türkei.

Ich weiß nicht, was die lange Trennung mit meinem Bruder gemacht hat, aber ich kann mir sehr gut vorstellen, dass es weder gut noch normal für ihn war. Heute auf seine Kindheit angesprochen, sagt er, dass Oma und Opa ihn großgezogen haben.

Wie meine Eltern auf die Idee gekommen sind, einen Säugling für mehrere Tage einer fremden Person zu überlassen und ihn als kleines Kind dann ganz wegzugeben, kann man aus der heutigen Perspektive kaum nachvollziehen, selbst wenn man sich das oberste Ziel, die Rückkehr, vor Augen hält. Bei einer Eltern-Kind-Beziehung geht es um Bindung und Fürsorge und Liebe – das war für meine Eltern offensichtlich zweitrangig.

Halil, der Sohn von Ercan und Nihal, kam an Silvester 1971 zur Welt, und abgeschreckt vom Beispiel meines Bruders, entschlossen sich seine Eltern, ihn nicht zu einer Tagesmutter hier in Köln, sondern direkt zu seiner Oma nach Adana zu geben. Meine Eltern waren also keine Ausnahme, sondern das war so

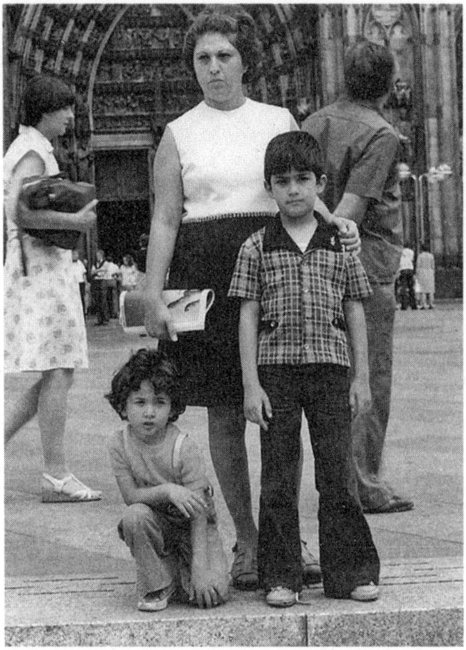

Mit meiner Mutter und meinem älteren Bruder vor dem Kölner Dom

Usus. Wenige Monate später, im April 1972, kam ich zur Welt. Mein Vater hatte sich für meine Mutter eine Überraschung einfallen lassen und meine Oma und meinen Opa zur Geburt nach Köln geholt. Das Motiv für ihren Besuch war, dass mein Vater wollte, dass sie mich, den neugeborenen Säugling, mit nach Adana nehmen sollten, weil auch er fand, dass ich bei Oma und Opa in deutlich besseren Händen wäre als bei irgendeiner fremden Tagesmutter, von der man nicht weiß, was sie macht, wenn sie mit den Kindern allein ist. Das Erlebnis oder die Erfahrung mit meinem älteren Bruder hatten gereicht.

Ich wurde also gleich nach meiner Geburt von Oma und Opa mitgenommen in die Türkei. Meine Oma machte damals gerne den Scherz: »Den Fatih, den haben wir aus Deutschland mitgebracht.« Natürlich haben meine Eltern das damals nach bestem Wissen und Gewissen gemacht, im Glauben, dass wir eh bald zurückkehren würden und dann eine Familie wären. Aus dem damaligen Blickwinkel war es sogar eine nachvollziehbare Entscheidung: Wenn man nur kurz weg ist, ist es das Beste, die Kinder gar nicht erst zu verpflanzen.

Heute wissen wir, dass viele Arbeitsmigrant:innen diese Idee hatten, viele Arbeitsmigrant:innen das so gehandhabt haben und es deshalb die Formulierung Kofferkinder gibt. Kinder wurden hin und her geschoben, wie es halt gerade passte, wie ein Stück Gepäck. Sie lebten mit und als Koffer. Natürlich war der Zeitgeist damals anders, die Erziehung zur Härte war, auch in der deutschen Gesellschaft, viel ausgeprägter. Doch welche Auswirkungen und Langzeitfolgen hatte das auf die Kinder und auf die Eltern? Ich sehe einen Zusammenhang zwischen der psychischen Erkrankung meiner Mutter und der damaligen Trennung, die sicherlich schmerzhaft für sie war.

Wer reitet so spät durch Nacht und Wind, es ist der Koffer mit dem Kind

Von den vielen Schwierigkeiten, die die ersten Arbeitsmigrant:innen hier in Deutschland hatten, sticht der Umgang mit ihren Kindern besonders hervor. In dem ganzen »Wir gehen mal für ein paar Jahre nach Deutschland um zu arbeiten und kommen schnell wieder«-Projekt fanden die Kinder nicht statt. Kinder wurden in diesem Szenario nicht mitgedacht, aber nicht, weil sie nicht existierten. Einige waren zum Zeitpunkt vor der Abreise nach Deutschland bereits geboren, andere kamen später, aber die wenigsten spielten bei der Planung eine übergeordnete Rolle. Unsere Eltern, also die erste Generation, die nach Deutschland kam, dachte so: Wir bleiben nicht lange weg, da können die Kinder schon in der Türkei sein und auf uns warten, wir kehren ja bald zurück. Doch daraus wurde in den allermeisten Fällen nichts.

Eltern schickten ihre Kinder zwischen Deutschland und der Türkei hin und her, wie es gerade passte, und wenn sich abzeichnete, dass die Eltern doch nicht so schnell in der Türkei leben und arbeiten würden, dann wurden die Kinder nach Deutschland geholt. Das konnte nach drei oder fünf oder fünfzehn Jahren passieren. Wie naiv und kurzfristig dabei gedacht und entschieden wurde, zeigt sich heute, vierzig oder fünfzig Jahre später, bei genau diesen Kindern.

Für die Arbeitsmigrant:innen der ersten Generation mag es sich um ein Tabuthema handeln, über das bis heute nicht gesprochen wird, denn es geht um tiefe Wunden und Schmerzen, nicht nur bei sich selbst, sondern auch bei den Kindern. Das Fundament der Persönlichkeit vieler Kinder der Arbeitsmigrant:innen ist damals in eine Schieflage geraten. Wie sich die Persönlichkeit eines Kindes entwickelt, ist von vielen Faktoren abhängig, aber die grundsätzliche Gemeinsamkeit der Kindergeneration besteht darin, dass sie ständig aus Beziehungen herausgerissen und in andere Beziehungen hineingesteckt wurden, und das ist, bei allem Respekt, die Ursache allen Übels.

Mein Bruder, der 1969 in Köln geboren wurde, verbrachte seine ersten Jahre in Köln, meist bei einer Tagesmutter, und wurde in die Türkei nach Adana zu meinen Großeltern geschickt, als es Zeit für die Einschulung war. Aus damaliger Sicht eine folgerichtige und stimmige Entscheidung, schließlich sollten wir ja mal genau dorthin zurückkehren. Als ich 1972 in Köln zur Welt kam, kamen meine Großeltern nach Köln. Mein Opa war gerade pensioniert worden, und so machten die beiden zunächst eine Reise durch Europa, besuchten Paris und London und kamen dann zu uns nach Köln mit dem Ziel, mich mitzunehmen. Mich, das Baby Fatih, zu diesem Zeitpunkt vielleicht 40 Tage alt. Ob und inwieweit meine Mutter davon begeistert war, ist mir nicht bekannt, allerdings hatte sie ohnehin keine Wahl, mein Vater hatte das nun mal so entschieden. Es ließ sich deutlich besser und effizienter arbeiten, wenn die Kinder nicht im Weg standen. Mein Bruder, drei Jahre älter als ich, war zu diesem Zeitpunkt noch in Köln. Mein eigener Aufenthalt in der Türkei kann aber nicht von langer Dauer gewesen sein, vielleicht ein halbes oder ein ganzes Jahr, meine Großeltern müssen sich recht bald beschwert haben über die Sorge um ein Kleinkind und sollen mich wieder nach Deutschland gebracht haben. Es gibt Bilder von meinem älteren Bruder und mir, wie wir gemeinsam unseren sechsten bzw. dritten Geburtstag feiern, sehr

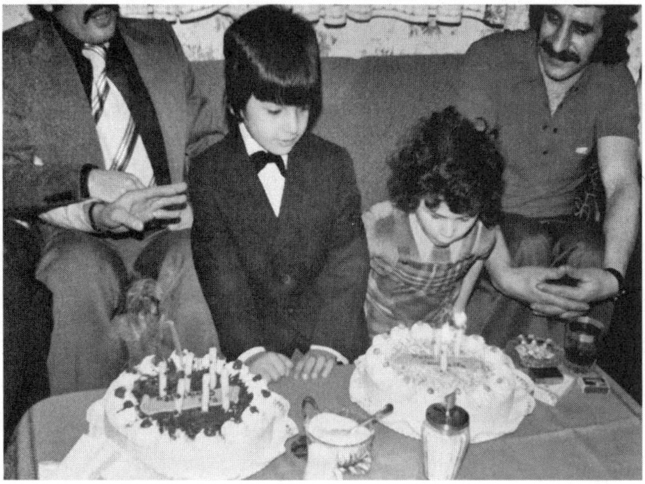

Geburtstag in Köln

gut zu erkennen an den beiden Torten auf dem Wohnzimmertisch, und das fand in der Wohnung in Köln statt. Kurz nachdem diese Fotos entstanden sind, muss dann mein älterer Bruder in die Türkei gebracht worden sein.

In den wenigen Jahren, die ich als Kind in Köln verbracht habe, weil ich zwischen Adana und Köln pendelte, gab es in unserem Haus in Köln-Nippes eine Nachbarin, Frau Büttner, Jahrgang 1900. Als wir uns kennenlernten, war sie etwa Mitte siebzig, ich um die drei. Immer wenn meine Mutter etwas gekocht oder gebacken hatte, gab sie mir einen Teller in die Hand und sagte: »Hadi bunu Omaya götür«, also »komm, bring das zu Oma«. Ich habe das geliebt! Fröhlich und aufgeregt ging ich dann runter aus dem fünften Stock in den ersten, klingelte an der Tür und versuchte jedes Mal, den für meine kleinen Hände viel zu großen Teller, gefüllt mit Börek oder Kuchen, hinter meinem Rücken zu verstecken. Und meine »Oma« machte mir die Tür auf, freute sich, mich zu sehen, bat mich herein und staunte über die Köstlichkeit, die meine Mutter zubereitet hatte. Und dann verbrachte ich Zeit mit ihr. Ich war klein und neugierig, und sie war alt und weise, ich hatte viele Fragen und sie immer was zu erzählen. Sie hatte beide Weltkriege miterlebt, sie konnte mir von Kaiser Wilhelm und den dunklen Zeiten in Deutschland berichten.

Einmal sagte sie, dass da, wo die Grundschule steht, früher ein Feld gewesen sei, sie kannte Nippes noch aus Zeiten, als es fast nur aus Äckern bestand. Sie hat mir zum einen Deutsch beigebracht, zum anderen aber auch Kölsch gesprochen. Und sie sagte immer: »Du bis ene Räuber.« Ich liebte es, mit meiner »Oma« zusammen zu sein, wir waren ein wirklich tolles Paar.

Die Zeit, die ich mit ihr verbracht habe, ist ein guter Gradmesser für meine Erinnerung. Wenn ich sage, dass ich als Säugling in die Türkei gebracht wurde, dann stimmt das. Wenn ich sage, dass ich nicht weiß, wann ich zurückgekommen bin, dann stimmt das auch, denn an die Gespräche mit meiner »Oma« kann ich mich gut erinnern. Ich kann mich aber auch an einen Moment erinnern, in dem ich aus der Türkei zurückkam, mit meinen Eltern das erste Mal vor »Oma« stand und kein Deutsch konnte. Einige Jahre herrschte ein undurchsichtiges Hin und Her, was meinen Aufenthaltsort betraf und das mit der Einschulung in der katholischen Grundschule in der Bülowstraße beendet wurde.

Dieser Vorgang, dieses Hin- und Herschicken der Kinder zwischen der Familie in der Türkei und der in Deutschland, war gang und gäbe bei den Arbeitsmigranten. So sehr, dass daraus eine eigene Bezeichnung entstand: Kofferkinder.

Bei meiner Recherche entdeckte ich das Buch von Gülçin Wilhelm namens »Generation Koffer – Die zurückgelassenen Kinder«. Die Autorin beschreibt die Situation der sogenannten

Kofferkinder und lässt viele Psycholog:innen zu Wort kommen. Dort heißt es an einer Stelle:

»Es geht für die betroffenen Kinder darum, dass die Eltern endlich anerkennen, was damals aus der Perspektive der Kinder Schreckliches geschehen ist. Claudia Hermann, Psychologin, sagt: ›Sonst wird aus der Wunde, die das Kind in sich trägt, eine bleibende Wunde. Möglicherweise heilt diese notdürftig, doch die Haut, die ganz dünn darüber wächst, kann ständig aufreißen. Umgekehrt, wenn sich eine dicke Haut über die Wunde bildet, spürt die oder der Betroffene solche Gefühle wie Freude oder Trauer nicht mehr. In beiden Fällen wird die Fühlfähigkeit geschädigt. Als Erwachsene finden betroffene Menschen nur schwerlich Zugang zu ihren eigenen Gefühlen. Sie haben Erinnerungslücken, was die Vergangenheit betrifft, und darunter liegt die Einsamkeit, die sie in ihrer Kindheit erlebten.‹«.[8]

Wie sich das fehlende Zuhause bei den einzelnen Kindern im späteren Erwachsenenleben auswirkt, ist schwer zu verallgemeinern. Für manche war dieses traumatische Erlebnis Ursache zahlreicher Blockaden, andere haben daraus ihre Widerstandskraft entwickelt.

»Die Psychotherapeutin Meral Renz stellt zwischen der Resilienz der zweiten Generation und der durch die Trennung von den Eltern ausgelösten psychischen Belastung eine Beziehung her: Wenn Menschen Krisen gut überstehen, dann kann ihnen erst mal gar nichts etwas anhaben. Wenn sie eine Krise erfolgreich überstanden haben, sind sie für das Leben gut gewappnet. Die Betroffenen haben aus ihrem seelisch einschneidenden Erlebnis, den Trennungen und Schmerzen etwas gemacht, sodass sie heute einen sehr guten Platz in der Gesellschaft einnehmen können. Das gilt natürlich nicht für alle – einige sind dabei auf der Strecke geblieben. Aber man sollte diejenigen, die hier etwas leisten und geleistet haben, wertschätzen. Sie stehen mitten im Leben, sind berufstätig, erziehen Kinder, gründen Firmen. Wir haben es hier mit einer Migrationsgeneration zu tun, die für das Wachstum dieses Landes viel leistet und dieser Gesellschaft wirtschaftlich und finanziell etwas zurückgibt. Während die erste Generation noch aus ungelernten Arbeitern bestand, entwickelt sich aus der zweiten eine Mittelschicht. Und das sind genau diejenigen, die in dieser Gesellschaft ursprünglich weder erwünscht noch eingeplant waren. Was sie geschafft haben, schaffen sie trotz vieler Unwägbarkeiten, Diskriminierung und Rassismuserlebnissen. Das muss man auch deutlich sehen.«[9]

Das Spektrum zwischen Trauma und Resilienz ist so breit, dass sich in der Praxis nicht immer klar zuordnen lässt, ob eine Handlung ihre Ursache in dem einen oder in dem anderen hat. Ein Psychologe türkischer Herkunft, der namentlich nicht genannt wird, sagt hierzu Folgendes:

»Die Leistungsorientiertheit, die bei den Betroffenen zu beobachten ist, kann zum Teil auf ein starkes Bedürfnis nach Anerkennung zurückgeführt werden. So finden sich viele, die als Kinder verlassen wurden, in dem Glauben wieder, nichts wert zu sein und nicht geliebt zu werden. Der Leistungsgedanke dieser Personen ist eng mit der Angst verknüpft, dass sie im Falle ihres Scheiterns erneut eine nahestehende Vertrauensperson verlieren werden. Somit glauben sie, nur dann geliebt zu werden, wenn sie etwas leisten. Die verzweifelten Versuche dieser Kinder, Aufmerksamkeit und Liebe zu bekommen, stoßen jedoch nur allzu häufig auf Ablehnung und Desinteresse, sowohl seitens des Elternhauses als auch der Gesellschaft. Sie werden von beiden Seiten nicht verstanden. Die Diskrepanz der Werte und Erwartungen der Eltern und Gemeinschaft versetzen sie in eine beklemmende Sandwich-Position. Dennoch weist die Gruppe

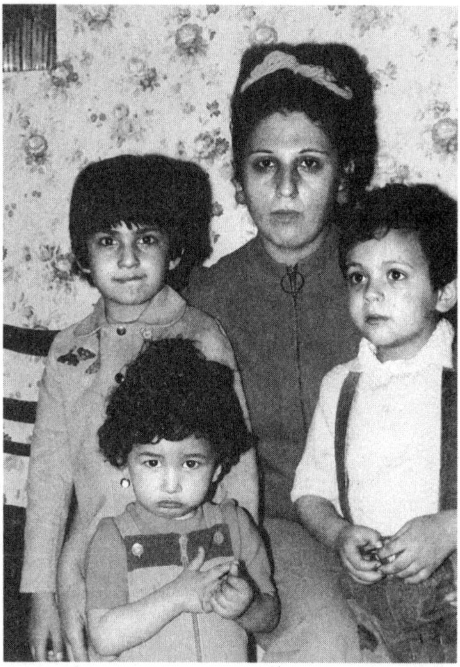

Mit meiner Mutter, meinem Bruder und Halil. Vorne links ich.

der Betroffenen größere Erfolge auf als die erste und die dritte Generation. Grund dafür ist der selbst auferlegte Erfolgsdruck, das Wissen, auf eigenen Beinen stehen zu müssen.«[10]

Wenn ich mir meine beiden Brüder anschaue, haben wir drei alle einen unterschiedlichen Grad an Kofferkind-Erfahrungen. Mein älterer Bruder hat die ganze Ladung abbekommen, weil er in die Türkei geschickt wurde und dort mehrere Jahre zur Schule gegangen ist und zu einem Zeitpunkt nach Deutschland kam, als er dort schon anfing, Wurzeln zu schlagen. Oma und Opa waren seine Bezugspersonen. Ich war Kofferkind in einer Phase, an die ich mich zwar erinnern kann, ohne dass ein stimmiges

Bild entsteht, da sind sehr viele weiße Flecken. Mein jüngerer Bruder hingegen hat diese Erfahrung überhaupt nicht gemacht, er war von Geburt an bei uns und wurde auch später nirgends hingeschickt. Geht es ihm damit besser? Sehr wahrscheinlich, aber was ihn wiederum viel mehr beschäftigt, ist der langwierige Trennungsprozess meiner Eltern aufgrund der Krankheit meiner Mutter. Davon hat er von uns dreien am meisten miterlebt, einfach nur deshalb, weil er noch zu Hause gewohnt hat.

Für uns alle drei waren diese Erfahrungen sehr prägend, aber wir gehen sehr unterschiedlich damit um. Mein älterer Bruder arbeitete, ohne sich weiter mit den Hintergründen zu beschäftigen, er möchte sich nicht mit der Vergangenheit auseinandersetzen und hat wahrscheinlich auch die überzeugendsten Argumente dafür. Bei mir ist Zugehörigkeit zu einem Lebensthema geworden. Für meinen jüngeren Bruder ist das alles kein Thema. Er möchte einfach die Familie haben, die vor seinen Augen auseinandergefallen ist, als er noch ein kleiner Junge war.

Die Psychologin Meral Renz sagt in Gülçin Wilhelms Buch, man müsse auch ein genaueres Augenmerk darauf richten, wie die »Kofferkinder« die Situation in Deutschland erlebten, als sie nachgeholt wurden: War die Familie stabil genug, wohlwollend und liebevoll und gewillt, die Trennungszeit wiedergutzumachen, fiel es den Kindern nicht so schwer, sich von ihrer gewohnten Umgebung in der Türkei zu trennen. Wenn die Familie jedoch selbst nicht viel geben konnte, blieben die Kinder bezogen auf ihre seelischen Bedürfnisse unterversorgt. Kinder nehmen fast schon über die Haut wahr, ob sie irgendwo willkommen sind, geschützt und geliebt oder ob sie schief angeguckt und abgelehnt werden. In dieser Hinsicht spielte auch die Umgebung in Deutschland eine große Rolle. Ob die nach Deutschland geholten Kinder letztendlich durch die Trennung von der Türkei und den Verwandten nur leichte, mittelschwere oder schwere seelische Verletzungen davontrugen, hängt nicht zuletzt auch mit Erfahrungen von Diskriminierung und Rassismus in Deutschland zusammen.[11]

Ob die Kinder die Trennung von den Eltern bewusst mitbekommen haben oder nicht, spielt eine zentrale Rolle im Leben von uns Kofferkindern. Der Berliner Psychologe Kenan Demir sagt in Wilhelms Buch dazu:

»Verlassen zu sein ist eines der schlimmsten Gefühle überhaupt. In diesem Zusammenhang weist er ebenfalls auf die Bedeutung des Selbstwerts hin ›lassen wir die Migration einmal beiseite‹ die größte Angst eines Kindes ist, verlassen zu werden – sie ist bei ihm mächtiger als die Todesangst. Wenn ein Kind spürt, dass es nicht gesehen und nicht wahrgenommen wird, nistet sich dieses Gefühl bei ihm ein und die Angst bemächtigt sich seiner inneren Welt. Und wo Angst herrscht, da findet keine Entwicklung statt. Dieser Zustand führt zu Abkapselung und deshalb dazu, stets mit sich selbst beschäftigt zu sein. Betroffene zeigen ein wachsendes Desinteresse gegenüber der Außenwelt, was für ein aktives Leben nicht gerade förderlich ist. Und wenn sie die Wut, die sie aufgrund der Kränkung in sich tragen, nicht äußern, richten sie diese gegen sich selbst. Das schadet langfristig der seelischen Gesundheit. Es treten die unterschiedlichsten Symptome auf, die von Selbstverletzung bis zum Suizid reichen.«[12]

Die Lektüre des Buches von Gülçin Wilhelm hat mir einige Antworten für mein eigenes Leben, für meine Verhaltensweisen und meine Gefühlswelt geliefert. Rückblickend erscheinen mir depressive Episoden plausibel, die Verbindung zwischen meinen Brüdern und mir erklärbar und die gesamte Situation der Familie nachvollziehbar. Zwar werden dadurch der Schmerz und die Trauer nicht weniger, aber die Erkenntnis, das Wissen darum, worin all das Schwere begründet sein könnte, bringt Erleichterung mit sich.

Als ich mit unserer neugeborenen Tochter meine Mutter in der Türkei besuchte, gab es diesen Moment im Auto, in dem meine Mutter sehr klar ihren Schmerz zum Ausdruck brachte. Sie betrachtete in Gedanken versunken das Baby, ihre Enkelin, und sagte: »Warum habe ich meine Kinder weggegeben? Ich hätte um sie kämpfen sollen, ich hätte sie nicht weggeben dürfen.« Den Schmerz, den eine Mutter empfindet, wenn sie sich von ihrem Kind trennen muss, kann ich nur erahnen. Ich kenne aber die andere Seite, nämlich wie es sich anfühlt, wenn man weggegeben wird, und wenn man als Erwachsener weiß, dass man weggegeben wurde. Das Gefühl habe ich erst sehr spät in Worte fassen können. In meiner Kindheit und Jugend war das Getrenntsein normal. Später merkte ich, dass eine Mutter-Kind-Verbindung nicht da war. Es gab nichts, was mich nach Hause zog, im Gegenteil, ich fühlte mich bisweilen weggedrückt. Wenn ich rückblickend auf meine Familie, meine Eltern und die Beziehung zu ihnen schaue, kommen in mir im Wesentlichen zwei Empfindungen auf: Teilnahmslosigkeit und Desinteresse. Geburtstage etwa wurden bei uns kleinen Kindern noch gefeiert, dann nicht mehr. Das war anscheinend normal, so machte man das halt, dachte ich. Es sollte Jahre dauern, bis ich merkte, dass andere Eltern mit ihren Kindern ganz anders umgingen, ihnen deutlich mehr Aufmerksamkeit schenkten, sich mit ihnen beschäftigten und die Geburtstage jedes Jahr und bis ins hohe Alter feierten.

Für mich war das Gefühl des Alleinseins normal und machte mich blind dafür, dass ich etwas vermisste. Der Kompagnon meiner Einsamkeit war die Unwissenheit: Ich wusste sehr wenig über unsere Familie, meine Mutter erzählte nichts, sie sprach nicht, mein Vater ebenso wenig. Wenn ich heute alte Familienfotos anschaue, weiß ich nicht, wer wer ist. Ich weiß nicht einmal, ob die Menschen auf den Fotos zur Familie meiner Mutter oder der meines Vaters gehören. Das ist kein schönes Gefühl. Ich wünschte, ich wüsste, welche Rolle diese Menschen in meiner Familie und somit in meiner eigenen Geschichte spielen. Und je älter ich werde, desto mehr merke ich, dass sich diese Einsamkeit und Leere aus Kindertagen auf das Heute auswirken. Ich hatte mir selbst geschworen, dass ich mich meiner Tochter gegenüber anders verhalten würde. Dass ich mich kümmern würde und ihr alles zeigen und erzählen. Doch meine Tochter sagt, dass sie bis vor Kurzem nicht wusste, dass sie zwei Onkel hat, meine beiden Brüder. Ihre Cousine und ihren Cousin hat sie erst vor Kurzem kennengelernt, die Jugendlichen und jungen Erwachsenen versuchen nun auszugleichen, was wir, meine Brüder und ich, offenbar verbockt haben, indem sie sich treffen und austauschen. Der Moment, als ich das erfuhr, war schlimm: Ich war geschockt von der Einsicht und Erkenntnis, dass ich genauso gehandelt habe wie meine Eltern.

Wenn ich sage, dass ich über die Familie meiner Mutter und die meines Vaters nicht so viel weiß, kann meine Tochter das für sich bestätigen: Sie weiß sehr wenig über meine beiden Brüder. Und das Schlimme an der Geschichte ist, dass ich angetreten war, alles richtig zu machen, weil ich genau weiß, wo die Fehler liegen. Ich war mir sehr sicher, dass es einen Zusammenhalt brauchte, eine Verbindung zwischen meiner damaligen Frau, meiner Tochter und mir, um die familiäre Verwahrlosung zu vermeiden. Da wir beide arbeiten mussten und keine Familie zur Verfügung stand, mussten wir die Betreuung unserer Tochter über Babysitter organisieren. Aber jetzt, da meine

Tochter sechzehn Jahre alt ist, sehe ich, dass es mit Babysittern allein nicht getan ist. Dass Kinder im Hintergrund eine Familie brauchen, d. h. auch Cousinen und Cousins und Onkel und Tanten, damit sie eine familiäre Geschichte und Verankerung haben. Genau das habe ich in meinem Leben vermisst, das ist mir jetzt erst klar, ich dachte, meine Einsamkeit bezöge sich nur auf meine Eltern, aber das stimmt nicht. Es ist eine schmerzhafte Erkenntnis, dass ich das, was ich am meisten verhindern wollte, wiederholt habe, ohne es zu merken. Als meine Tochter und ich in der großen Familie meiner Lebensgefährtin das erste Mal ein türkisches Fest feierten, fühlten wir uns daher bisweilen wie Touristen in einem fremden Land. Es ist eine laute, herzliche Welt, die uns ein Stück weit überfordert, in mir gleichzeitig aber auch die Vertrautheit der Zugehörigkeit ausgelöst hat.

Meine Tochter hat noch ein anderes Problem, von dem ich erst durch dieses Buch erfahren habe. Sie trägt einen türkischen Vor- und Nachnamen. Mir war das damals wichtig, um meine Wurzeln nicht zu kappen, und ihre deutsche Mutter hatte nichts dagegen. Doch dieser türkische Name füllt sich nicht mit Identität. Zu Hause sprachen wir deutsch, ich sprach zwar türkisch mit ihr, aber ich war der Einzige. Und die Sprache war das einzige Türkische, was ich ihr beigebracht habe. Wir feierten keine türkischen Feste, wir waren nicht religiös, wir hatten keine türkische Familie und keine türkischen Freunde. Sie empfindet das als Leere. Wenn sie heute von Türkinnen und Türken angesprochen wird, hat sie das Gefühl, eine Hochstaplerin zu sein: Nur die Fassade ist türkisch. Dabei merkt sie auch, dass es etwas gibt, was sie mit dem Türkischen verbindet – in die Türkei zu reisen, weckt ein anderes Gefühl als z. B. nach Spanien oder Italien. Ich hoffe, wir können das nachholen.

Die Stimmung zu Hause

Um besser zu verstehen, wie es so weit kommen konnte, dass meine Mutter am Ende ihrer Tage so wurde, wie sie wurde, möchte ich einen Blick auf die Stimmung zu Hause werfen. Und auf die Umstände. Wie haben wir Jahre, wenn nicht sogar Jahrzehnte, gelebt?

Um es mit einem Satz zu sagen: Unser Zuhause war nicht schön. Das fängt schon damit an, dass es nicht genug Platz für alle gab. Und dass der, den es gab, nicht besonders einladend war. Unsere Wohnung hatte fünfzig Quadratmeter, in der wir erst zu viert und dann zu fünft wohnten. Schöner wohnen sieht anders aus.

Es gibt Fotos aus der ersten Zeit in dieser Wohnung in Köln-Nippes, auf denen man sehen kann, dass sich meine Eltern Mühe gegeben haben mit der Einrichtung, da passte alles zusammen, alles war offensichtlich mit Bedacht ausgesucht.

Das hat sich mit der Zeit geändert, es wurde immer mehr zusammengewürfelt. Teilweise wurden neue oder geschenkte Möbel einfach nur dazugestellt, und wenn kaputte Einrichtungsgegenstände ersetzt wurden, dann war es egal, ob sie zu dem, was da war, passten. Unsere alte Couchgarnitur wurde durch die Polstermöbel meiner sogenannten Oma, der alten Dame aus dem Erdgeschoss, ersetzt. Die passte weder zu den Schränken noch zu der sonstigen Einrichtung in unserem Wohnzimmer, aber das spielte keine Rolle.

Als wir diese Sofagarnitur aufbauten, war es das erste Mal, dass ich das Provisorium, in dem wir lebten und weiter leben würden, als solches wahrgenommen habe, verstanden habe ich es damals jedoch nicht. Ich sah aber allein durch den Vergleich mit den Wohnungen meiner deutschen Schulfreunde in der Grundschule und auch später, dass unsere Wohnung – und somit unser Zuhause – ganz anders aussah. Bei uns sah es wiederum aus wie in den Wohnungen meiner türkischen Freunde: zu wenig Platz, alles improvisiert, kein Sinn für Ästhetik, und irgendwo stapelten sich die Türkei-Kartons.

Das Licht in unserer »Wohnküche« kam von einer langen Neonröhre an der Decke, weiß und kalt. Es war hell, nicht schön. Für Schönheit gab es kein Empfinden, es musste praktisch sein, Funktion vor Form. In dieser tristen Welt herrschte Stille, Stille im Sinne von: Jeder war mit sich selbst beschäftigt. Zusammen kamen wir zu den Mahlzeiten am Küchentisch oder abends vor dem Fernseher, doch auch da wurde geschwiegen. Meine Mutter strickte manchmal, mein Vater trank Bier. Wenn ich bedenke, dass beide gar nicht so gut Deutsch sprachen, sie deshalb dem Programm nicht komplett folgen konnten, waren die Momente vor dem Fernseher für sie auch eine Art Privatsphäre, der Fernseher lief, keiner musste sprechen, jeder konnte seinen Gedanken nachhängen, Masche für Masche, Schluck für Schluck. Es gab damals keine türkischen Sender, manchmal haben wir in der Videothek Kassetten mit türkischen Filmen ausgeliehen, die wir dann zusammen angeschaut haben. Heute ist es für mich frappierend zu erkennen und gleichzeitig wenig verwunderlich, dass ich so gut wie nichts über meine Eltern weiß. In unserem Zuhause wurde nichts erzählt. Ich habe meine Mutter als eine sehr stille Frau in Erinnerung, mit uns Kindern sprach sie nicht viel, mein Vater auch nicht, und miteinander sprachen sie auch nicht, nicht im Sinne von Austausch. Der Alltag wurde organisiert, das war's. Jeder ein eigener Planet, jeder in seinem eigenen

Universum, zusammengehalten durch die gemeinsame Wohnung.

Mein älterer Bruder und ich schliefen in einem Etagenbett in der Ecke der Wohnküche, das mit einem Vorhang abgetrennt war, davor stand ein Schreibtisch, den mein Vater eigens für uns gezimmert hatte. Als wir älter wurden und mehr Platz brauchten, bekamen wir zusammen ein eigenes Zimmer, an zwei gegenüberliegenden Wänden standen unsere Betten und daneben ein Schreibtisch aus Sperrholzplatten, auch den hatte mein Vater gebaut. Die Beziehung zwischen meinem Bruder und mir war immer angespannt, wir waren wie Tom und Jerry, eine Zeichentrickserie, die wir als Kinder geliebt haben. Bei uns hieß sie allerdings nicht »Tom und Jerry«, sondern »Vielen Dank«. Vielen Dank, das waren die ersten Worte des Titelsongs, gesungen von Udo Jürgens. Während der liebevolle Text ertönte: »Vielen Dank für die Blumen, vielen Dank, wie lieb von dir«, zankten und rauften sich Tom und Jerry im Intro und waren verfeindet bis aufs Blut. So waren auch mein Bruder und ich, wie zwei kleine Tiere, die sich nichts schenkten, wir waren wie Katz und Maus oder eben wie: Tom und Jerry. Wir versuchten, auf kleinstem Raum Abstand zu halten, so hatte jeder seine eigene Ecke. In meiner hatte ich in liebevoller Kleinarbeit aus der damaligen Bravo sämtliche Poster, Nachrichten und Bilder von Michael Jackson ausgeschnitten und aufgehängt. Meine Liebe zu Michael Jackson hatte ich bei einer Double-Show im Phantasialand, einem Freizeitpark in der Nähe von Köln, den der echte Michael Jackson übrigens auch mal besucht hat, bei einem Klassenausflug entdeckt.

Zuvor hatte ich Michael Jackson nicht gekannt und auch nichts über ihn gewusst. In der Show hörte ich dann zum ersten Mal seine Musik, sah den Mann tanzen, bestaunte seine

Klamotten und war hin und weg, hellauf begeistert und von dieser Sekunde an glühender Fan. Die Musik hat mich geradezu elektrisiert, es war die ganz große Liebe.

Als ich in der siebten oder achten Klasse war, schenkte mir ein Mädchen aus meiner Klasse beim Wichteln ein DIN-A4-großes Bild: Michael Jackson stand vor einem Spiegel in der roten Lederjacke aus dem Billie-Jean-Video, das mit den Nieten und hochgekrempelten Ärmeln, die Daumen lässig in die Jeans gesteckt, ein T-Shirt darunter, und blickte direkt in die Kamera. Es war dieses ikonische Bild, diese weltberühmte Abbildung! In dem Moment, in dem ich beim Auspacken erkannte, was es war, fing ich – ich war vielleicht 13 Jahre alt – vor der ganzen Klasse vor Freude an zu weinen. Alle waren überrascht, am meisten wohl ich selbst, aber ich konnte nicht an mich halten, ich heulte Rotz und Wasser, war nicht zu stoppen, es strömte die totale Begeisterung aus mir heraus, ich war überglücklich und hatte gleichzeitig ein schmerzverzerrtes Gesicht. Vermutlich waren damals alle von diesem Ausbruch total überfordert, vor allem das arme Mädchen, das mir dieses Bild geschenkt hatte, denn sie konnte nicht wissen, was sie damit in mir ausgelöst, was sie angestellt hatte. Alle standen unbeholfen um mich herum, doch ich war überglücklich, und meine Tränen wollten nicht versiegen. Mein Lehrer dachte sich vermutlich: Der Junge hat zu Hause wohl nicht viel zu lachen, und Geschenke bekommt er auch nicht jeden Tag. Damit hatte er recht.

Dieses Michael-Jackson-Bild war natürlich das heilige Zentrum der Posterwand meines absoluten Idols.

In meiner unbändigen Bastelfreude hatte ich außerdem irgendwann ein Banner gemalt mit einem riesigen Michael-Jackson-Schriftzug und über das Fenster gehängt. Eines Tages kam mein Vater in unser Zimmer, sah das Banner, befahl mir, es abzunehmen, und drohte damit, es selbst abzureißen, wenn ich nicht auf ihn höre. An einem anderen Tag stürmte er ins Zimmer, warf mein Lieblings-Michael-Jackson-Bild einfach zu Boden und zerriss es in 1000 Teile. Warum er das gemacht hat? Ich weiß es bis heute nicht. Wahrscheinlich hatte ich es seiner Meinung nach verdient. Denn so war mein Vater, unberechenbar, erklären wollte er sich nicht.

Still musste es zu Hause sein, wenn mein Vater nicht da war, konnten wir in Ruhe atmen, denn meine Mutter war unsichtbar. Sie war zwar anwesend, beschäftigte sich mit dem Haushalt, kochte und wusch, doch irgendwann setzte sie sich aufs Sofa und starrte nur noch vor sich hin. Manchmal strickte sie, gelesen hat sie nie, es gab auch keine Bücher und keine Zeitungen zu Hause, es gab den Fernseher, der abends lief, es gab das Radio, das Nachrichten auf Türkisch brachte. Einmal am Tag hörten wir zusammen *Köln Radyosu*, das türkischsprachige Hörfunkprogramm im WDR, und darüber hinaus hat jeder so vor sich hingelebt. Wenn mein Bruder und ich es mal zu bunt getrieben haben und meine Mutter die Lage nicht unter Kontrolle bringen konnte, drohte sie damit, uns bei unserem Vater anzuschwärzen. Eine ganze Zeit lang hat das seine Wirkung nicht verfehlt, denn wir hatten wirklich Angst, ich zumindest, ich hatte richtige Angst vor meinem Vater. Ich weiß nicht, ob meine Mutter überhaupt kein Gespür dafür hatte, wie schlimm es war, sich vor dem eigenen Vater fürchten zu müssen, oder ob sie vielleicht eine sehr klare Vorstellung davon hatte und wusste, diese Drohung gezielt gegen uns einsetzen zu können. Die Stimmung zu Hause jedenfalls war keineswegs liebevoll und aufmerksam, nicht mit dem strengen, strafenden Vater und der unsichtbaren, schweigsamen Mutter. Ob das schon die ersten Anzeichen ihrer späteren Krankheit waren, die sich abzeichnende Psychose, die

Verzweiflung, die sich langsam breitmachte, weiß ich nicht. Aus dem Heute bewerte ich ihre Situation so, dass sie das Gefühl gehabt haben muss, gefangen zu sein, ohne Aussicht auf die von ihr ersehnte Rückkehr, zumindest nicht unmittelbar: Wenn sie überhaupt noch daran glaubte, dann nur als vage Hoffnung, als Wunsch, dass es dazu kommen wird, und bis dahin galt es auszuhalten, egal, wie unerträglich alles ist. Vielleicht war all das für meine Mutter zu viel.

Mein Vater ging jeden Tag zur Arbeit in die Fabrik, und meine Mutter war bei uns zu Hause, ich erinnere mich an keinen einzigen Tag, an dem sie die Initiative ergriffen und irgendetwas mit uns unternommen hätte. Mein Bruder und ich gingen in den Judoverein, später haben uns meine Eltern im Schwimmverein angemeldet, und viel später fing ich dann an, Basketball in einem Verein zu spielen.

Vielleicht ist es zu viel verlangt, von ihr Entschlossenheit zu fordern, oder vielleicht ist es für ihre Generation auch normal gewesen, aber auch in den Zeiten, in denen ich mit meinem Vater aneinandergeraten bin, hat sie geschwiegen, ich hatte nicht das Gefühl, dass sie auf meiner Seite steht.

Heute sehe ich mir diese Familie an und stelle fest, dass wir alle nicht wirklich viel miteinander zu tun haben. Die Gleichgültigkeit, die uns in den Kinderjahren vorgelebt wurde, wird von uns drei Söhnen mit großer Leichtigkeit fortgeführt und steht im krassen Gegensatz zu der Annahme, dass in türkischen Familien ein besonders dicker Zusammenhalt herrsche. Ich halte das für ein Gerücht, jedenfalls unter den Arbeitsmigrant:innen: Wenn sie zusammenhalten, dann nur unter Schmerzen, Angst oder, wie in unserem Fall, mit einer ordentlichen Portion Gleichgültigkeit. Klingt widersprüchlich, ist es aber gar nicht, denn der Gedanke ist: Das ist Familie, die ist eh da, um die muss ich mich nicht besonders kümmern.

Unwohnliche Wohnungen, Statusverlust, das Leben als Provisorium in einem Land, das einem fremd ist, Heimweh, das man aushält, weil es ja nur vorübergehend ist – in diesem toxischen Spannungsfeld gestaltet sich das Dilemma, in dem sich so viele Arbeitsmigrant:innen befanden: bleiben oder zurückkehren.

Wie sich das Provisorium, in dem ich aufgewachsen bin, auf mein späteres Leben ausgewirkt hat, zeigt eine kleine Anekdote. Als ich die Mutter meiner Tochter kennenlernte und sie mit unserer Tochter schwanger war, wollten wir zusammenziehen. Wir hatten beide eine Wohnung, ihre eher klein, meine mit 80 m^2 ziemlich groß. Sie war hell und hatte Einbauschränke im Flur, ich mochte sie sehr. Deshalb dachte ich, dass wir in meiner Wohnung zusammenleben könnten, auch wenn ein Kinderzimmer fehlte: Es gab ein Wohnzimmer, das mit dem Esszimmer verbunden war, eine Küche und ein Schlafzimmer, aber ein Kinderzimmer gab es definitiv nicht. Ich hatte die Idee, dass man im Wohnzimmer einen Paravent als Raumteiler aufstellen könnte, dahinter dann den Wickeltisch und vielleicht das Bett oder was es halt braucht für das Kind, ein Regal, ein Schränkchen – ich war felsenfest davon überzeugt, das war die beste Idee, auf eine andere kam ich nicht. Dann war sie es, die mich darauf aufmerksam machte, dass ich genau dieses Provisorium, das ich von zu Hause kannte, fortsetzen wollte. Und sie schlug vor, dass wir beide unsere Wohnungen aufgeben und gemeinsam in eine für uns passende, größere Wohnung umziehen sollten, in der wir nichts improvisieren müssen. Was für ein genialer Gedanke. Wir kündigten beide und fanden eine sehr schöne Wohnung, die genug Zimmer für uns drei hatte.

Der Traum von der Rückkehr

Was hielt meine Eltern und so viele andere Arbeitsmigrant:innen davon ab, ihren Traum umzusetzen? Die Wohlfühloase Deutschland wird es nicht gewesen sein. Ich verstehe die Migration meiner Eltern nach Deutschland als eine Abmachung zwischen den beiden: Wir werden jetzt hier eine Zeit lang arbeiten, dafür Entbehrungen in Kauf nehmen, um in baldiger Zukunft, in der Türkei, ein gutes und entspanntes Leben führen zu können. So die Ausgangslage, und aus dieser Perspektive ergibt es keinen Sinn, in das Gastland zu investieren. In den ersten Jahren, in denen meine Eltern hier in Köln lebten, sind viele Fotos entstanden, die sie auf Reisen zeigen, zum Beispiel in Paris vor dem Eiffelturm oder am Triumphbogen. Auch Bilder, auf denen nicht zu erkennen ist, wo sie sind, aber sie sind unterwegs.

Anfangs hatten sie noch Elan, waren unternehmungslustig, hatten einen Gestaltungswillen. Bilder aus der ersten gemeinsamen Wohnung in Köln zeigen ein schön eingerichtetes Zuhause. Zum Geburtstag der Kinder wurde Torten gekauft. Ich kann mich nicht daran erinnern, ich kenne das nur von Bildern. Irgendwann muss diese Lebendigkeit verblasst sein. Vielleicht merkten sie, dass die Rückkehr doch nicht so einfach war wie gedacht, dass sie länger in Deutschland bleiben mussten. Mussten, nicht durften. Mit uns haben sie das nicht besprochen. Das war auch damals nicht der Zeitgeist, sich mit seinen Kindern hinzusetzen und gemeinschaftlich zu planen oder die Kinder in die Überlegungen einzubeziehen. Die Kinder mussten folgen.

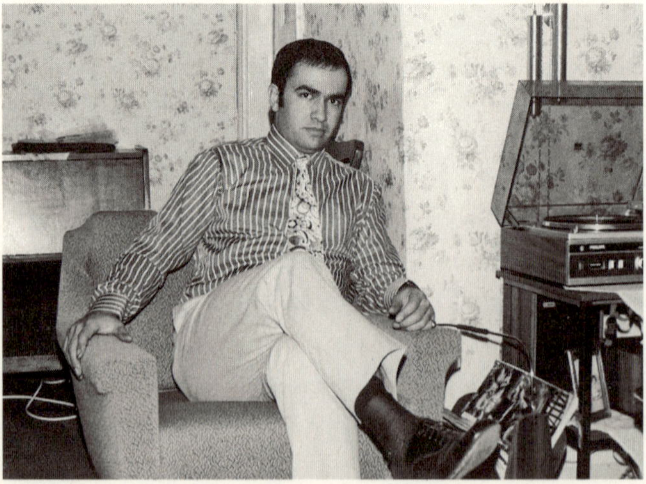

Mein Vater Anfang der Siebziger in unserer Nippeser Wohnung

Die politische Entwicklung in der Türkei war sicher ein Grund, warum sich die Rückkehr verzögerte. Salopp gesagt, wurde dort im 10-Jahres-Takt geputscht: 1960, 1971 und 1980. (1997 und 2016 lasse ich jetzt mal außen vor.) Die Idee der Rückkehr war nicht nur ein Traum, es sollte auch einer bleiben, diese Schlussfolgerung ist aus heutiger Perspektive die bittere Bilanz. In den Jahren der Einreise sah das alles ganz anders aus.

Aus dem Heute betrachtet, fing es damals schon an, sich zu rächen, keinen konkreten Fahrplan für die gemeinsame Zukunft zu haben. Und ich glaube, dass dies eine Belastung besonders für meine Mutter war. Die Ungewissheit auf der einen Seite: nicht zu wissen, wie es weitergeht.

Auf der anderen Seite die Furcht, dass es nicht so schnell zurückgehen wird. Sie hat nicht gearbeitet, wie so viele Mütter, sie war zum Aushalten verdammt. Ich glaube, dass dieser Schatten, der sich auf ihr Leben legen sollte, in den Achtzigern in Köln größer wurde. Für sie kam eins zum anderen: Nach der Ankunft in Deutschland konnte sie nicht als Grundschullehrerin arbeiten. Diesen Statusverlust musste sie erst mal verarbeiten. Mit dem Status einher ging auch der Verlust der Möglichkeit, mit dem Umfeld reden zu können. Ich verliere nicht nur meinen Stand, sondern kann auch mit niemandem darüber sprechen. Die Familienplanung wurde umgesetzt, fand aber auch nicht so statt, wie es schön und für die Familie gut gewesen wäre, das heißt ganz konkret, die Kinder wuchsen zeitweise getrennt von den Eltern auf. Eine gesunde Eltern-Kind-Bindung entstand nicht.

Dann dieses Ausharren und Aushalten der Situation in der Hoffnung, dass es bald besser würde, d. h. wir alle zurück in die Türkei gehen würden. Was nicht passierte. Nichts erfüllte sich so wie geplant oder gedacht.

Wir waren nicht die einzige Familie, der es so erging, es gab eine große Gruppe von Arbeitsmigrant:innen, die in Deutschland lebten und arbeiteten, ihr verdientes Geld in der Türkei investierten, ohne tatsächlich zurückzukehren. Die Einzigen, die wirklich etwas davon hatten, waren die Verwandten in der Türkei, die sich die Immobilien oder das Grundstück unter den Nagel rissen. Meine Großeltern mütterlicherseits zogen beispielsweise in die Wohnung in Mersin, die sich meine Eltern für ihre Rückkehr gekauft hatten. Und wenn es nicht, wie bei uns, die Verwandten waren, gab es immer noch genug Mitbürger, die die sogenannten Deutschländer in der Türkei oder auch in Deutschland über den Tisch zogen, weil diese blind geworden waren durch die Sehnsucht nach ihrer Heimat, die schon lange nicht mehr ihre Heimat war.

Meine Geschichte so weit

Die Krankheit meiner Mutter und das Leben meiner Familie haben über einen langen Zeitraum ohne mich stattgefunden. Ich habe mich, sobald ich konnte, von zu Hause entfernt und mich danach nicht mehr sonderlich dafür interessiert, was meine Familie so machte.

Mein älterer Bruder hat sich ebenfalls, sobald es ging, verabschiedet und ist zu seiner damaligen Freundin gezogen, die nicht nur älter war als er, sondern auch eine eigene Wohnung hatte. Mein jüngerer Bruder stand mir damals näher, ich fühlte mich für ihn verantwortlich. Ich habe ihn so behandelt, wie ich gerne selbst behandelt worden wäre, ich habe ihn ernst genommen, zugehört, habe ihm die Dinge, die zu Hause abliefen und die er natürlich auch mitbekommen hat, aus meiner Sicht erklärt, habe ihm gesagt, dass er keine Angst zu haben braucht.

Die Zeit bis zu meinem Auszug direkt nach dem Abitur war so von Spannung und Druck und Regeln und Ungerechtigkeiten bestimmt, ich war ausgeliefert, wie jeder seiner Familie ausgeliefert ist. Kinder und Jugendliche sind abhängig davon, Unterstützung von der Familie zu erfahren. Mir wurde sie nicht zuteil.

Ich war wohl zu anstrengend, zu laut, zu fordernd, zu ungehörig, auf jeden Fall zu unpassend. Ich war zu viel. Mein Vater wusste sich nicht anders zu helfen, als mit Härte und Strafe zu reagieren, aber das hatte nicht den Effekt, dass ich mich gefügt und gebeugt hätte, eher im Gegenteil, ich wurde immer wilder, immer unruhiger, und ich merkte auch mit der Zeit, dass meine Kraft größer wurde.

Ich verstand immer mehr die Zusammenhänge, wurde bewusster, klüger und auch körperlich stärker, ich wuchs, ich wuchs heran und wollte mich den Bestimmungen und Repressalien, die zu Hause herrschten, nicht mehr unterwerfen.

Vieles von dem, was mein Vater an »pädagogischen Mitteln« anwendete, konnte ich nicht nachvollziehen. Auf die banalsten Situationen reagierte er mit einer für mich nicht nachvollziehbaren, willkürlichen Bestrafung, die mich besonders wütend machte. Aber für meine Wut gab es keinen Platz, es durfte keinen geben. Einem Vater widerspricht man nicht.

Es gab dann doch diesen einen Moment, in dem ich meinem Vater Paroli bot, für mich eine Art Wendepunkt: Ich hatte die Lautsprecher in unserer Wohnküche etwas anders aufgestellt und hörte Musik, als mein Vater nach Hause kam und unverhältnismäßig schimpfte. Ich solle die Boxen sofort wieder zurückräumen, befahl er. Ich stand da, schaute ihn an und sagte »Nein«, schaute ihn noch eine Weile weiter an und verließ das Zimmer. Das war ein sehr heftiger Moment, zu diesem Zeitpunkt war ich schon 16 oder 17, und ich war es einfach leid, ständig von ihm bevormundet und reglementiert zu werden.

Das war auch die Zeit, in der er mir vorschrieb, um 22:00 Uhr zu Hause zu sein. Wenn ich auch nur eine Minute später nach Hause kam – und ich kam oft eine Minute zu spät –, war die Tür abgeschlossen, der Schlüssel steckte von innen, und es wurde nicht mehr geöffnet. Ganz nach dem Motto, wer sich nicht an die Regeln hält, kann sehen, wo er bleibt.

Dass ich am nächsten Tag in die Schule musste, war mein Problem. Wäre ich mal pünktlich zu Hause gewesen, Pech gehabt. Ich habe mich dann zum Schlafen einfach ins Auto gelegt, in sein Auto, das unverschlossen in der Garage stand. Als er das herausfand, hat er den Wagen ebenfalls abgeschlossen. Danach habe ich mich vor die Tür ins Treppenhaus gelegt und bin an so manchem Morgen aufgewacht, weil mein kleiner Bruder in die Schule musste und mich beim Rausgehen weckte.

Natürlich bin ich davon krank geworden, meine Nase lief, und ich war erkältet. Irgendwann reichte mir der ganze Quatsch, und ich trat das Badezimmerfenster ein, um einzusteigen, und bin danach immer wie ein Einbrecher durch das Badezimmerfenster in unsere Wohnung geklettert. Das Fenster wurde von meinem Vater nur notdürftig geflickt.

Meine Mutter sagte zu alldem nichts.

Schlüsselmoment

Bei der Beschäftigung mit diesem Buch kommen automatisch Erinnerungen in mir hoch, die ich gar nicht mehr auf dem Schirm hatte. Es gibt in der Beziehung zu meinem Vater einen Schlüsselmoment, den ich damals aber gar nicht als solchen einsortieren konnte.

Ich weiß nicht mehr genau, wann es war, es muss im Sommer gewesen sein, ich war ca. zehn Jahre alt. Rückblickend erscheint mir die ganze Szenerie wie aus einem Film, ein Film von Emir Kusturica oder auch von Aki Kaurismäki.

Die Szene beginnt mit mir im Treppenhaus. Ich gehe die Stufen hoch, in den Korridor zu unserer Wohnungstür, und mache sie auf, gehe hinein. Ich habe das Gefühl, dass ich allein zu Hause bin, ich höre nichts und niemanden, kein Radio läuft, keine Geräusche aus der Küche, kein Geklapper mit Geschirr oder Besteck, keine Stimmen, nichts.

Ich laufe durch den Flur, der die Form eines L hat, biege nach rechts ab zur Tür, die zu unserer Wohnküche führt. Die Tür ist zu, ich öffne sie, trete ein und sehe meinen Vater, wie er allein an unserem kleinen Küchentisch mit der bunten Plastiktischdecke sitzt. Er sitzt dort, die Vorhänge sind zugezogen, draußen scheint die Sonne, die Atmosphäre ist abgedunkelt sonnig.

Mein Vater hat seine Stirn auf beide Hände gestützt und schweigt. Er trägt einen weißen oder beigefarbenen Pullover und darunter die Hose seines Pyjamas, er hat Socken und Hausschuhe an. Er sitzt da und schweigt, die Situation ist vom ersten Augenblick an total surreal und außer der Reihe. Ich gehe auf ihn zu, stehe neben ihm, gucke ihn an und warte. Er ist offensichtlich woanders, ich weiß nicht, ob er mich wahrnimmt. Nach einer Weile frage ich, leise, vorsichtig: »Papa, was ist los?« Er schweigt weiter, schweigt und starrt auf den Tisch. Ich frage noch mal, besorgt, etwas ungeduldig: »Papa, was ist los, was ist mit dir?« Er antwortet nicht sofort, und ich ziehe den kleinen Hocker unter dem Tisch hervor, setze mich und warte.

Warte, dass mein Vater irgendetwas sagt. Es vergeht noch etwas Zeit, dann fängt er an zu reden, aber was er sagt, ist für mich nicht klar und deutlich zu verstehen. Er murmelt unverständlich, was ich verstehe, ist: »Ich bin nicht von irgendeinem Berg hinabgestiegen, ich bin Absolvent dieser Schule.« Ich begreife nicht, sehe keinen Zusammenhang zwischen den Sätzen. Nach einer weiteren Pause sagt er etwas, was mich von den Socken haut: »Ich wollte euch nicht schlagen. Eure Mutter wollte das. Sie sagt, bist du etwa kein Mann, bist du nicht der Herr im Haus, kannst du die Kinder nicht schlagen, du musst sie schlagen, du bist der Mann im Haus.«

Während er das sagt, fängt er an zu weinen, die Sätze kommen mit tränenerstickter Stimme nur bruchstückhaft aus seinem Mund. Er schaut mich an, und ich weine automatisch mit, als gäbe es ein ungeschriebenes Gesetz, das besagt, wenn dein Vater weint, weinst du auch. Meine Tränen fließen genau wie seine, mit dem Unterschied, dass ich seine Gefühle nicht verstehen kann.

Hier hält der Film an, ich weiß nicht, wie es weiterging, ich weiß nur, dass mich dieses Erlebnis sehr irritiert. Ich habe damals zum ersten Mal in meinem Leben meinen Vater weinen sehen. Mein Vater, der sonst immer nur stumm und streng und hart war, der seine Redseligkeit nur dann entdeckte, wenn er etwas getrunken hatte. Dieser Mann, der in mir oft Angst auslöste, manchmal auch tatsächlich furchteinflößend war, saß da und weinte wie ein kleines Kind vor seinem kleinen Sohn.

Die Dinge, die ich gehört hatte, passten überhaupt nicht zusammen mit dem, was ich erlebt hatte, ich konnte nicht glauben, dass meine Mutter etwas Derartiges gesagt haben sollte, dass sie ihn beauftragt haben sollte, uns und besonders mich zu schlagen. Ja, es gab einen Aggressor, aber das war er: Er war brutal, und er war gemein und sehr einfallsreich, wenn es darum ging, mich zu bestrafen. Und das alles sollte auf Geheiß meiner Mutter stattgefunden haben?

In der ersten und auch in der nächsten Zeit habe ich diesem Erlebnis nicht allzu großen Wert beigemessen, ich behielt nur im Kopf, dass anscheinend nichts so ist, wie es scheint, zwischen mir und meinem Vater und unserer Familie. Ein Teil von mir glaubte ihm nicht, hielt es nicht für möglich. Ein anderer Teil von mir ist heute noch unendlich dankbar dafür, dass ich diesen Mann habe weinen sehen dürfen. Ganz egal, ob das, was er gesagt hat, stimmt oder nicht, es ist für meine Entwicklung wichtig, geradezu heilsam, meinen Vater so verwundbar und verletzlich gesehen zu haben.

Aus heutiger Sicht erscheint es mir durchaus möglich, dass meine Mutter so etwas von ihm verlangt haben könnte. Sie hatte ganz klare Rollenverständnisse im Kopf. Ihr Bild von Vater- und Mutter-Sein forderte, dass der Mann zu Hause für das notwendige Züchtigen der Kinder sorgte. Meiner Mutter wird es wichtig gewesen sein, dass ich bestraft werde, sonst hätte sie ja auch interveniert, aber selbst wollte oder konnte sie es nicht tun. Also musste sie meinen Vater davon überzeugen, dass er diese erzieherische Maßnahme übernahm.

Ich habe bis heute Probleme damit, meinen Vater als Opfer meiner Mutter zu sehen, auch wenn er es damals so darstellte.

Aber der Moment war so authentisch, ich kann mir nicht vorstellen, dass er mir etwas vorgespielt hat. Dennoch war in meiner Erinnerung mein Vater der Aggressor und meine Mutter die stille Beisitzerin, die – im besten Fall – machtlos war gegen die Angriffe meines Vaters. Die Information, dass sie stattdessen vielleicht die treibende Kraft hinter den Bestrafungsaktionen war, lässt sie in einem ganz anderen Licht erscheinen, in dem ich sie bisher noch nicht gesehen habe. Ich versuche, die Geschehnisse auf dieser Grundlage neu zu bewerten, und erkenne, dass ihre zurückhaltende Art und ihre stille Abwesenheit eine Seite zeigen, die für mich bis zu dem Moment, in dem ich den Gedanken zulasse, nicht sichtbar war. Möglich war es dagegen durchaus, und vielleicht war genau das der Grund, warum sie nicht intervenierte, wenn mein Vater mich verprügelte, da es schließlich in ihrem Sinne geschah.

Sichtbarkeit

Wenn ich zurückblicke, muss ich feststellen, dass ich als Kind so gut wie nie bekommen habe, was ich wollte. Ein einfaches Beispiel: Als Junge wäre ich gerne einem Fußballverein beigetreten, und als ich zu Hause sagte, dass ich gerne beim S. u. S. Nippes 12, dem Fußballverein in unserem Viertel, Mitglied werden und dort trainieren wollte, ignorierte mein Vater das einfach. Alle Jungs aus unserer Straße waren in diesem Verein, haben dort gespielt, hatten Training und Spiele und eigene Fußballschuhe, nur ich fand zu Hause kein Gehör für mein Anliegen.

Heute klingt das nach einer Kleinigkeit, aber zu dieser Zeit machte ich die Erfahrung, dass meine Interessen nicht zählten. Stimmt das? Die Wahrheit ist, dass ich meine ganze Jugendzeit hindurch immer in irgendwelchen Sportvereinen Mitglied war. Ich war im Schwimmverein und habe an Wettkämpfen teilgenommen, danach war ich im Judoverein, und als ich dann etwas älter wurde, war ich im Basketball-Verein. Mein Vater hätte mir erklären können, dass ich bei einer Sportart bleiben und mich nicht verzetteln solle, das wäre sicherlich zu vermitteln gewesen. Aber solche Äußerungen gab es nicht. Meine unsichtbare Mutter sagte ohnehin nichts dazu.

Genauso erging es mir, als ich den Wunsch vorbrachte, ins Ausland zu gehen, ein halbes oder ein ganzes Jahr nach England oder Amerika. Ein Jahr Auslandsaufenthalt war damals für mich das Größte. Aber dafür gab es in meiner Familie überhaupt kein Verständnis, vielleicht war das Geld nicht da, so ein Auslandsjahr ist natürlich sehr teuer, das muss man sich leisten können, und dass wir uns das nicht leisten konnten, glaube ich sofort. Aber auch hier galt: ignorieren und schweigen. Es hätte vielleicht die Möglichkeit gegeben, ein Stipendium zu bekommen, aber dafür hätte man sich erst einmal überhaupt dafür interessieren müssen.

Das Einzige, was mir mein Vater immer und immer wieder vorhielt, waren meine schulischen Leistungen, und die waren nicht gut. Meine Noten waren irgendwie okay, aber weit weg von dem, was er sich vorstellte. Wenn er redete, hielt er mir vor, dass seine Arbeitskollegen bei Ford immer erzählten, wie toll die Noten ihrer Kinder wären und wie erfolgreich sie wären, und er müsse immer nur dasitzen und schweigen. Ich weiß nicht, ob das eine verquere Form der Motivation sein sollte, aber heute würde ich sagen, ich muss doch nicht gut in der Schule sein, damit du vor deinen Arbeitskollegen angeben kannst.

In der 4. Klasse bekam ich die gut gemeinte Empfehlung, auf die Gesamtschule zu gehen, da hätte ich genug Zeit, mich zu entwickeln. Es war meine Klassenlehrerin auf der Gesamtschule, Frau Czakala, bei der wir auch Deutsch hatten, die sich meiner angenommen hat, die mich gesehen und unterstützt hat. Sie nahm mich ernst und hörte mir zu, führte mit mir Gespräche, hinterfragte Positionen und Meinungen. So hat sie mir kritisches Denken beigebracht und die Grundlagen meiner Persönlichkeit gelegt. Das wusste ich alles damals natürlich nicht, aber rückblickend weiß ich, was für eine großartige und unterstützende Frau das war, eine echte Förderin. Sie hat sich auch über ihre Arbeitszeit hinaus engagiert, ist zum Beispiel mal mit zu uns nach Hause gekommen, hat mit meinen Eltern gesprochen, weil ich unbedingt eine Katze haben wollte. Sie hat sich darum gekümmert, dass das auch klappt, hat mich mit Informationen versorgt, wie man die Katze zu halten hat und was man so braucht an Futter und Streu etwa, wo ein Tierarzt in der Nähe ist. Sie ist sogar so weit gegangen, dass sie die Sterilisation der Katze aus ihrer Tasche bezahlt hat. Mein Leben lang fühlte ich mich dieser großartigen Frau gegenüber dankbar und verbunden, die Nachricht von ihrem Tod, die mich vor Kurzem erst erreicht hat, machte mich traurig und ließ mich innehalten. Ihr gebührt mein tief empfundener Dank.

Meine Erfolgserlebnisse fanden ausschließlich in der Schule statt. Die mir eigene neugierige Art wurde dort nicht als nervig befunden, sondern ernst genommen, und ich wurde in meinem Entdeckungstrieb bestärkt. Es gab da diesen Musikraum, der wegen der Instrumente immer verschlossen war, und mein Musiklehrer sagte zu mir: »Wenn du ein Instrument spielen willst, kann ich dir gern den Raum aufschließen.« Und ich weiß noch wie heute, wie beeindruckt ich war, dass er nur für mich in der Pause den Raum aufgeschlossen hatte, um ihn dann nach der Pause wieder abzuschließen, dass er das nur für mich gemacht hat, hat mich total glücklich gemacht. Das kannte ich so nicht.

Zwei Jahre ohne Bewährung

Zu Hause war Hausarrest sehr beliebt und natürlich auch Fernsehverbot. Aber es gab noch schlimmere Strafen.

Ich habe mal ein Fahrrad geschenkt bekommen, ein BMX-Rad. BMX-Räder waren damals superbeliebt, es gab fantastische, richtig tolle BMX-Räder. Dass ich eines von den Tollen bekommen sollte, stand nie zur Debatte, die waren einfach zu teuer. Aber es gab auch Discount-BMX-Räder mit dem tollen Namen BMX 2000, und genau so ein BMX 2000 hatte ich geschenkt bekommen. Ich hatte meine Eltern angebettelt, und dann war es plötzlich so weit. Ich habe mich gefreut wie ein Wahnsinniger, das Rad war mein ganzer Stolz. Bei uns in Nippes unter der Hochbahn gab es einen Weg, einen Trampelpfad, der auf und ab ging und uns als Schanze diente, auf dem wir fahren und springen und Tricks machen konnten. Wir waren eine Gruppe von Jungs, die sich dort immer traf, einige konnten richtig tolle Sachen machen, sie konnten springen und hatten abgefahrene Fahrräder von Kuwahara oder GT oder anderen guten Marken.

Ich weiß heute wirklich nicht mehr, was konkret vorgefallen war, ich musste wohl wieder etwas ausgefressen haben, vielleicht war ich zu spät gekommen oder hatte etwas anderes falsch gemacht. Jedenfalls hat mein Vater, ohne mit der Wimper zu zucken, nach dem Schlüssel meines Fahrradschlosses gefragt, und ich wusste gleich, was das zu bedeuten hat. Er nahm den Schlüssel an sich und schwieg. Irgendwann würde ich ihn fragen müssen, wie lange er vorhatte, den Schlüssel zu behalten.

Ich hatte mein Fahrrad zu diesem Zeitpunkt erst 15 Tage, vielleicht waren es drei Wochen, auf jeden Fall war ich noch voller Freude, geradezu euphorisch, ein Fahrrad zu haben. Und jetzt hatte er den Schlüssel, und ich musste ihn fragen, wann ich ihn wiederhaben konnte. Ich dachte, ich lasse mir mal damit ein paar Tage Zeit, dann ist er vielleicht nicht mehr so sauer, und wir kriegen die Kuh vom Eis. Den Zeitpunkt ausfindig zu machen, wann er ansprechbar ist, war ohnehin eine Kunst für sich. In einem Moment, in dem er entspannt vor dem Fernseher saß, ging ich zu ihm und fragte zögerlich, wann ich denn eventuell vielleicht gegebenenfalls unter Umständen den Schlüssel wiederhaben könne. Er hörte sich meine Frage an, ohne sich dabei zu rühren, und schwieg. Das war seine Form der psychologischen Kriegsführung, einfach schweigen. Er sagte lange nichts und dann, irgendwann, ohne mich anzuschauen: in zwei Jahren.

In zwei Jahren! Zwei Jahre! Das hat mir den Boden unter den Füßen weggezogen, er hat es ohne viel Aufwand, unangestrengt, mit nur drei Wörtern geschafft, das Licht der Freude in meinen Augen auszulöschen. Ich habe ihn dafür gehasst. Heute frage ich mich, wie man so hart gegenüber seinem Kind sein kann. Und, ja, er hat es durchgezogen. Von diesem Tag an hatte ich kein Fahrrad mehr, nein, schlimmer, das Fahrrad, und es war eigentlich ein schäbiges, billiges Rad, stand abgeschlossen im Schuppen. Ich konnte es sehen, jeden Tag, aber ich kam nicht ran. Als ich das Fahrrad nach zwei Jahren wieder fahren durfte, hatte ich überhaupt kein Interesse mehr daran. Der BMX-Hype war vorbei.

Warum reagierte mein Vater mit einer solchen Härte? Warum hat meine Mutter nicht interveniert? Fühlte sie sich nicht zuständig? Womit habe ich ihn so provoziert, dass er kleine Verfehlungen mit sadistischen Strafen versah? War es ein Symptom seines unglücklichen Lebens? Hat er seine Sprachlosigkeit, seine Verbitterung und die Vorwürfe meiner Mutter an mir ausgelassen? Es fällt mir noch heute schwer, Gründe zu finden, die eine solche Brutalität rechtfertigen.

Hier noch ein letztes Beispiel, eines, das nichts ist fürs zartbesaitete Gemüter:

Für meinen Vater war es völlig in Ordnung, Schläge als erzieherische Maßnahme einzusetzen. Damit nicht genug, es gab ein Ritual, wie die Schläge vollzogen wurden. Meine Mutter hatte ein Nudelholz, ein Oklava, keines mit Griffen, sondern ein einfacher Stock, dunkelbraun und an der Spitze schwarz, weil mit dem Stock auch ab und zu im Ofen herumgestochert worden war.

Wann immer mein Vater der Meinung war, jetzt sei eine Grenze überschritten, nachdem er sich still aufgeregt hatte, sich auf die Zähne gebissen und um Luft gerungen hatte, um seine Wut nicht nach außen dringen zu lassen, nach diesem peinlichen und beschissenen und trotzdem beeindruckenden Schauspiel sagte er sehr leise: »Bring mir den Stock«. Auf Türkisch heißt das *Oklavayı getir*. Für mich waren diese Worte die Aufforderung, zum Henker zu gehen, also dem Henker die Axt zu bringen und den Kopf auf den Block zu legen. Ich musste also den Stock holen, ihn ihm überreichen, mich vor ihn stellen. Er stand dann meistens auch auf, schaute mich an und sagte: »Avucunu aç« – Mach die Hand auf! Dann musste ich ihm die Arme mit den Handflächen nach oben entgegenstrecken. Und er schlug volles Brett erst auf die eine Handfläche, dann auf die andere. Meine Strategie war es, keine Schmerzen zu zeigen, so zu tun, als ob mir das nichts ausmachen würde, aber spätestens nach dem ersten Schlag fiel diese Taktik in sich zusammen, denn es tat höllisch weh. Frei nach Mike Tyson: Jeder hat einen

Plan, bis er Stockhiebe auf seine Hände kassiert. Mit Schmerzen in den Händen vor ihm zu stehen und sich nicht krümmen zu können, war noch mal eine ganz andere Qual, denn das Strafmaß variierte zwischen einem und drei Schlägen pro Hand. Wenn ich eine Hand wegzog und er ins Leere schlug, verlor er für einen kurzen Moment die Kontrolle, dann schlug er einfach wild zu, es war ihm egal, wo er mich traf.

Es war unmöglich, mit diesen schmerzenden, rot geschwollenen Händen etwas anzufassen, weder den Türgriff noch den Lichtschalter, also musste ich zur Tür gehen und sie mit dem Ellenbogen aufdrücken. Dann ging ich in mein Zimmer, schloss die Tür mit dem Fuß, setzte mich aufs Bett, daran, das Licht einzuschalten, war nicht zu denken, unsere Lichtschalter hatten Drehknöpfe.

Ich verstehe bis heute nicht, wie er das fertigbrachte. Und was er dabei gefühlt hat. Elterliche Züchtigung galt selbst in Deutschland als probates Mittel der Kindererziehung, erst im November 2000 wurde das Recht auf gewaltfreie Erziehung gesetzlich verankert. In meinen Augen war das Motiv meines Vaters aber nicht Erziehung, sondern Frustabbau. So auffällig das Verhalten meiner Mutter war, so sehr bescheinige ich auch meinem Vater zumindest in diesem Punkt eine psychische Absonderlichkeit. Und auch hier stelle ich mir unwillkürlich die Frage: Wo war die Intervention meiner Mutter?

Der Umzug

Es gab nur wenige Momente, in denen ich mit meinem Vater über dieses Buch reden konnte. Wenn es um die Vergangenheit ging, war er einsilbig und verschlossen. Deshalb bin ich zu der Taktik übergegangen, ihm ab und zu gezielt eine Frage zu stellen und zu schauen, was passiert. Bei einem dieser wenigen Male saß ich vor ihm und fragte, ab wann er mitbekommen habe, dass Mutter merkwürdig geworden sei. Er schaute mich an und sagte: »Nach dem Umzug.«

»Der Umzug« meint das unfreiwillige Verlassen unserer Wohnung in Köln-Nippes, in der wir die längste Zeit gewohnt hatten, in der wir Kinder aufgewachsen sind. Als das Haus verkauft wurde und saniert werden sollte, mussten wir raus und bekamen eine andere Wohnung, die für uns jedoch zu klein war. Ich machte bei der Vermietungsgesellschaft Druck, dass man so mit uns nicht umgehen könne. Und siehe da, man bot uns ein kleines Apartment zusätzlich an, das ich dann beziehen konnte. Aus heutiger Perspektive wurden mit der Räumung der Wohnung die ersten, zarten Wurzeln, die meine Mutter in Köln geschlagen hatte, unwiederbringlich zerstört. Sie hatte dort zwanzig Jahre gewohnt, es war unser Zuhause, das Vertraute in der Fremde. Das Auseinanderdriften der Familienmitglieder begann mit diesem Umzug, das Leben änderte sich für uns alle, ein neues Kapitel wurde aufgeschlagen, doch waren sie und anfangs mein kleiner Bruder die Leidtragenden: Während mein Vater zur Arbeit ging, also zumindest Abwechslung hatte, mein älterer Bruder und ich auszogen, um ein eigenes Leben zu leben, saß sie wurzellos und abgestellt in einer neuen Wohnung, ihre Familie zerfiel vor ihren Augen. Nach diesem Zwangsumzug zeigte meine Mutter erste Symptome. Sie begann etwa, laute Selbstgespräche zu führen. In diese Zeit fiel auch, dass sie sich einer sektenähnlichen Religionsgemeinde anschloss, ein Kopftuch umlegte und den Führer dieser Gemeinschaft glorifizierte. Aus meiner heutigen Betrachtung ist dieses Verhalten nur so zu bewerten, dass meine Mutter versuchte, Halt zu finden. Ursprünglich hatten wir geglaubt, wir könnten nach der Sanierung wieder in die alte Wohnung zurück, die neue war also nur ein Provisorium im Provisorium, aber das war naiv, weil die Miete hinterher ein Vielfaches von dem betrug, was wir vorher bezahlt hatten. Viele Jahre lang habe ich den albern-kindlichen Wunsch verspürt, diese Wohnung zu kaufen, an den Ort zurückzukehren, an dem ich aufgewachsen war, und den neuen Luxus mit den Erinnerungen an meine Kindheit zu verbinden. Irgendwann hat sich dieser Wunsch jedoch verflüchtigt. Nicht zuletzt, weil eine Rückkehr an den Ort der Kindheit für mich nicht länger als erstrebenswert galt und weil die Kindheit dort ja auch nicht schön gewesen war. Und die Wohnung nicht zu kaufen war, abgesehen davon, dass es gar nicht möglich gewesen wäre, ein Akt des Loslassens. Heute kann ich an dem Haus vorbeigehen, hochschauen und denken, ja, da habe ich mal gewohnt.

Mein Vater sieht den Umzug als einen der Auslöser für die Probleme meiner Mutter. Und fragt dann gleich im Anschluss: »Wo warst du in dieser Zeit?« Mit dieser Frage hatte ich nicht gerechnet, sie hat mich überrascht und auch vor den Kopf gestoßen. Ich hörte in dieser Frage den Vorwurf: »Wo warst du, als es zwischen deiner Mutter und mir so schwierig wurde?« Das brachte mich ins Grübeln. Ja, die Frage war berechtigt. Wo war ich in der ganzen Zeit? Der Auszug aus der elterlichen Wohnung hatte sich organisch ergeben, alt genug war ich, Abitur hatte ich gerade gemacht, und die Immobilienfirma musste uns was anbieten. Jackpot!

Da das Appartment, in das ich eingezogen war, nur ein Zimmer hatte, trug ich praktisch mein Jugendzimmer in meine »Wohnung«, mein Bett, meinen Schreibtisch, den Tisch, zwei Plattenspieler mit Mischpult, einen Sessel. In die gekachelte Küchenecke stellte ich eine Junggesellenküche. Sie war klein, fein und war, am allerwichtigsten, mein.

Der Auszug aus meinem Elternhaus war mein Aufbruch in die Welt, ich fühlte pure Freude, diese alte enge Struktur hinter mir zu lassen. Was ich noch mitbekam, war, dass die neue Wohnung für meine Familie auch ohne mich eigentlich zu klein war, da sie nur zwei Zimmer hatte. Sie wäre großartig für ein Pärchen gewesen. Meine Eltern fanden sie in Ordnung und meinten, dass der »Kleine« bei ihnen im Schlafzimmer schlafen könnte. Mein kleiner Bruder war zu dem Zeitpunkt bereits zwölf Jahre alt. Er musste im Schlafzimmer meiner Eltern übernachten und bekam die ersten Symptome der psychischen Probleme meiner Mutter aus nächster Nähe und sehr direkt mit.

Ich wusste von alldem nichts.

Auch Tante Nihal, die Frau von Onkel Ercan, die mit meiner Mutter zusammen kurze Zeit als Näherin gearbeitet hatte und ihre einzige Freundin in Deutschland war, sah im Auszug aus der Wohnung jedenfalls den zeitlichen Beginn der Auffälligkeiten bei meiner Mutter. Als Mutter schon in Mersin lebte, das muss nach 1998 gewesen sein, lud Nihal sie zu sich nach Adana, wo sie – wie so viele – einen Teil des Jahres verbrachte, ein. Sie hatte einen Hodscha, einen muslimischen Geistlichen, zu sich nach Hause bestellt, der ein bestimmtes Gebet, eine Art Dankesgebet, »Mevlüd«, sprechen sollte. Solche Zusammenkünfte werden in regelmäßigen Abständen organisiert, um sich zu bedanken, sei es zur Geburt eines Kindes, zur Hochzeit oder einfach so. Dazu werden Freunde, Verwandte oder Bekannte eingeladen, so wie Tante Nihal ihre Freundin, meine Mutter, einlud. Von Mersin nach Adana sind es 80 Kilometer. Meine Mutter reiste mit dem Zug am Tag vorher an, wollte dort bei Tante Nihal übernachten.

Am nächsten Tag, der Hodscha war noch nicht da, entschuldigte sich Tante Nihal, dass sie kurz etwas einkaufen würde und gleich wieder da wäre. Das fand meine Mutter so unmöglich, dass sie sich sehr aufregte und ihr eine Szene machte. Sie sagte wohl, wie könne sie jetzt einfach weggehen, wenn sie ihre Freundin wäre, würde sie das nicht tun, sie könne sie doch hier nicht so alleinlassen, das sei unmöglich. Und dann habe sie ihre Schuhe genommen und das Haus verlassen. Am Abend zuvor habe meine Mutter Tante Nihal erzählt, dass mein Vater in Köln eine Affäre hätte und diese Frau bei den Besuchen bei Ercan und Nihal immer heimlich mitgekommen sei und unten vor dem Haus auf ihn gewartet habe.

Tante Nihal fand das absurd. Sie fragte meine Mutter, welche Frau das denn machen würde, unten warten, während der Geliebte mit seiner Familie bei Freunden zu Besuch sei. Da habe es niemanden gegeben. Meine Mutter habe sich aber davon nicht überzeugen lassen wollen und sei auch gar nicht an einer Diskussion interessiert gewesen, sie habe ihr nur mitgeteilt, wie schlimm es gewesen sei.

Mir fielen die vielen Gelegenheiten ein, in denen meine Mutter ähnliches, nicht nachvollziehbares und wirres Zeug geredet hatte. Als wir mit unserer kleinen Tochter bei ihr waren, die noch nicht laufen konnte, sagte sie mir, dass ich in der Nachbarschaft irgendein Haus gekauft hätte. Und dass dieses Kind doch gar nicht meins sei. Uns war klar, dass wir unsere Tochter nicht mit ihrer Oma allein lassen konnten.

Bei meinem Besuch bei Onkel Ercan und Tante Nihal sagte ich, dass meine Mutter sicherlich damals sehr viel gelitten habe, doch ganz unvermittelt schaltete sich Onkel Ercan ins Gespräch: »Dein Vater auch!«

Die Belastung, der Angehörige von psychisch kranken Menschen ausgesetzt sind, ist bis heute nicht im Bewusstsein. Diese Bürde für die Familien fristet ein Dasein im Schatten der seelisch Erkrankten. Meine Mutter hat zu keinem Zeitpunkt eingestanden, dass sie psychisch krank war und Hilfe brauchte. Im Gegenteil, sie tat das ab und sagte, dass sie keine Untersuchung, keine Hilfe von außen braucht, dass sie einen Mann, drei Söhne, also eine große starke Familie hatte, die sich um alles kümmern würde. Dass sie selbst nicht gesellschaftsfähig und für ihre nächsten Angehörigen schwer auszuhalten war, war ihr in keinem Moment bewusst. Im Brustton der Überzeugung wies sie alles von sich. Und schloss damit die einzige Tür, die es ihr ermöglicht hätte, Erleichterung, Genesung und Klarheit zu bekommen. Wie ein Geisterfahrer auf der Autobahn, der im Radio hört, dass ihm ein Geisterfahrer entgegenkommt, und ruft: »Einer? Hunderte!«

Der Tag bei Onkel Ercan und Tante Nihal war wirklich schön, wir saßen beisammen und redeten miteinander. Ich war entspannt und hatte Freude bei diesem Besuch. Es machte sich eine Ruhe in mir breit, die ich schon lange nicht mehr empfunden hatte, oder anders ausgedrückt: Ich merkte, wie sehr ich mich nach Familie, nach Verbindung, nach Zugehörigkeit sehnte. Diese Verbindung wärmte mich, denn ich konnte zwischen den beiden Geborgenheit und Vertrautheit spüren.

Onkel Ercan und Tante Nihal leben seit fünfzig Jahren in dieser Wohnung. Das sagt sich so leicht. Wir sprachen darüber, wie die Zimmer vorher ausgesehen haben. Ich hatte dort in diesem Wohnzimmer 1982 mit Halil und meinem Bruder zusammen auf dem Boden gelegen und im Fernsehen die Fußballweltmeisterschaft 1982 in Spanien angeschaut.

Es gibt in Deutschland außer dieser Familie keinen einzigen Menschen, der mit mir über meine Mutter sprechen kann.

Seit meinem Auszug aus der elterlichen Wohnung hatte ich kein großes Interesse mehr daran, was meine Familie trieb. Von Zeit zu Zeit ging ich vorbei, schaute rein und war froh, da nicht mehr leben zu müssen. Und dann gab es die ersten Anzeichen, dass es meiner Mutter nicht gut ging. Meine Eltern fingen an, getrennt in die Türkei zu reisen, oder besser gesagt: Wenn die eine in Deutschland war, war der andere in der Türkei. Sie gingen sich aus dem Weg, aber sie hielten sich weiter aus, stillschweigend.

Meine Mutter entdeckte auf ihre alten Tage ihre Religiosität, was mich sehr überraschte. Die Frau, die mir ein Leben lang gesagt hatte, dass ich mich von diesen Hinterhof-Moscheen fernhalten sollte, dass das, was dort gelebt und erzählt wird, nichts mit Religion zu tun hat, dass es da um Gehirnwäsche, Politik und Machtmissbrauch geht, wurde plötzlich fromm. Sie war auch entschieden dagegen gewesen, dass ich eine sogenannte Koranschule besuchte. Viele der Jungs aus meiner Straße gingen dorthin und lernten den Koran lesen oder auswendig oder beides. Meine Mutter hatte dazu eine sehr klare Haltung: Sie war dagegen. Und Jahre später erst sollte ich verstehen, wie recht sie damit hatte: Diese Hinterhof-Moscheen waren ein Auffangbecken für Arbeiter:innen aus der Türkei, die sich in ihrer Sehnsucht nach Heimat und Zugehörigkeit alleingelassen fühlten und deshalb anfällig waren für religiöse Heilsversprechen. Die konnten hier mit dem Verweis auf »unsere« Religion eingeschworen und zusammengeschweißt werden, ein Gefühl von Halt und Heimat bekommen, ein Gefühl von Zugehörigkeit, das sie in Deutschland nicht hatten. Wie klug wäre es damals gewesen, diesen Massen von Arbeitsmigrant:innen, die islamischen Glaubens sind, die Möglichkeit einzuräumen, ihrem Gebet nachzugehen, ohne dabei in die Hände von Menschen zu geraten, die sie für ihre Zwecke missbrauchten. Ihnen türkisches Essen anzubieten, ihnen Gastfreundschaft entgegenzubringen, sie wertzuschätzen.

Obwohl sie uns ihr ganzes Leben vor den Imamen der Hinterhof-Moscheen gewarnt hatte, fand sie jetzt genau dort Zuflucht. Es ist hinlänglich belegt, dass Migration konservatives Denken und Handeln begünstigt, weil der Wunsch nach Bewahrung einer Identität mit dem Festhalten an Traditionen, die vielleicht vorher gar keine Rolle spielten, einhergehen kann.[13] Das gängige Argument dafür, dass sich solche Gemeinschaften bilden konnten, war, dass in Deutschland Religionsfreiheit herrschte und jeder seine Religion ausüben könne. Das war der Deckmantel, unter dem diese Welt wuchs und erstarkte. Der sogenannte Khomeini von Köln, Cemaleddin Kaplan, war ein Ergebnis dieser falschen Toleranz. Meine Mutter war genau den Menschen in die Hände gefallen, vor denen sie mich gewarnt hatte.

Ich möchte nicht sagen, dass es Menschen, die sich religiös organisieren, an geistiger Gesundheit fehlt, das ist nicht der Punkt. Aber die Situation war die, dass es keine Unterstützung oder Angebote gab, sich zu finden, sich zu organisieren. Gepaart mit der ausländerfeindlichen Stimmung war es eine logische Konsequenz, dass religiöse Gemeinschaften Zulauf fanden. Diese Gemeinden waren rein türkisch, weil auch das Heimatgefühl befriedigt werden musste. Es war eine Mischung aus Folklore und Religion. Im Türkischen gibt es das Sprichwort: Wer ertrinkt, klammert sich auch an Schlangen. So gab es genug Leute, die diese Sehnsüchte im Gewand religiöser Brüderlichkeit für ihre Zwecke missbrauchten.

Das gilt natürlich nicht für alle, aber es gab einige aufsehenerregende Skandale von Organisationen, die diese Menschen schlicht über den Tisch zogen. Die Yimpaş-Affäre war ein solcher Skandal, bei dem Geldanleger um riesige Beträge gebracht wurden, oder auch der Deniz Feneri e. V., der Spendengelder im großen Umfang veruntreute.

Meine sich gegen diese missbräuchliche Religiosität aussprechende Mutter stand plötzlich vor mir und trug ein Kopftuch und sprach davon, dass die Menschen in diesen Moscheen ganz toll wären. Ja, ich war irritiert, vor allen Dingen passte das Gestern nicht mit dem Heute zusammen. Selbst mit einer altersbedingten Religiosität nach dem Motto, ich gehe lieber auf Nummer sicher und komme dann doch noch in den Himmel, hatte das nichts zu tun. Bestimmt wollte sie sich aus ihrer Isolation befreien, die Moschee gab ihr die Möglichkeit.

Gleichzeitig legte sie ein wirklich merkwürdiges Verhalten an den Tag. Sie zerschnitt die Blumen in der Vase oder verbrannte die Zeitungen, die mein Vater manchmal mit nach Hause brachte. Sie nahm Bilder von der Wand, sie benutzte eine Sprache, die ich bis dahin noch nie gehört hatte, sie redete tatsächlich von Teufelszeug, meine Irritation wurde immer größer. Bei den ersten Anzeichen kam schon der Verdacht darauf, dass meine Mutter vielleicht psychologische Hilfe brauchen könnte, dass sie mal untersucht werden müsste, dass sie mal zum Psychiater gehen sollte, aber all das hat nicht stattgefunden, weil meine Mutter es vehement ablehnte. Und sie hat es sich auch nicht gefallen lassen, darauf angesprochen zu werden. »Ich bin doch nicht verrückt, was soll ich denn da«, war einer ihrer klassischen Sätze. Mein jüngerer Bruder hat diese Entwicklung und die damit einhergehende Entfremdung hautnah mitbekommen, und ich glaube, es hat ihn bis heute traumatisiert. Er hat miterlebt, wie sich unsere Eltern stritten und meine Mutter unberechenbar wurde. Ali Kemal Gün erklärte mir während unseres Gesprächs, dass es eine gewisse Inkubationszeit gebe, eine Phase der doppelten Buchführung. »Auf der einen Seite die Krankheit, auf der anderen der Gesundheitszustand. Mal flüchtet man sich in die Krankheit, tritt auf die Seite der Krankheit. Die Außenstehenden sagen, oh, Moment mal, mit der Person stimmt etwas nicht. Und dann springt sie auf die Gesundheitsseite. Dann sagen alle, okay, wir haben uns getäuscht. Das Problem und das Spezifische an dieser Krankheit sind, dass die erkrankte Person denkt, sie ist auf der anderen Seite, also auf der Gesundheitsseite, aber sie ist krank. 80 % bis 90 % unserer Psychose-Patienten sind Drehtür-Patienten. Sie gehen in die Krankheit rein und wieder raus. Die Patienten leiden sehr darunter, denn sie erleiden eine soziale Vereinsamung. Irgendwann verlieren sie ihre Umgebung. Irgendwann können die Angehörigen nicht mehr mit ihnen im gleichen Raum, in der gleichen Welt leben.«

Ich war zu dieser Zeit schon mit dem Jugendtournee-Theater unterwegs. Abgesehen davon, dass ich selbst noch kein Bein auf den Boden bekam, nicht wusste, in welche Richtung es für mich gehen sollte und wo ich hinwollte, war ich total überfordert mit der Information, dass meine Mutter am Rad drehte oder, sagen wir, in der Drehtür stand. Überfordert und allein.

Dass mit meinem Auszug auch eine Flucht aus der elterlichen Welt verbunden war, realisierte ich erst bei der Arbeit an diesem Buch und dem Nachdenken über meine Mutter. Im Nachhinein stelle ich fest, dass es nichts gab, was mich nach Hause gezogen hätte, mit dem ich mich verbunden gefühlt hätte, keine Person, der ich etwas mitteilen wollte. Auf der anderen Seite gab es auch niemanden, der gefragt hätte. Das kannte ich, das Nichtinteresse war mir vertraut, damit konnte ich umgehen. Heute weiß ich, dass es Symptome eines Kofferkinder-Lebens sind. Die Zeit nach dem Umzug, nach *meinem* Umzug, war großartig, meine Freunde hingen bei mir ab, wir spielten Fußball im Nippeser Tälchen, machten Quatsch. Ich hatte in diesen zwei Jahren, bevor das Theater auftauchen sollte, viele verschiedene Jobs.

Eine Zeit lang arbeitete ich in einem Steakhouse am Dom, das es heute nicht mehr gibt, dann habe ich in einem Schnellrestaurant in der Nähe meiner Wohnung gearbeitet und bin Pizza-Taxi gefahren. Ich habe in Diskotheken am Ring gekellnert, die es heute leider auch nicht mehr gibt, das war damals für mich die Erfüllung. Am Nachtleben teilnehmen, damit Geld verdienen, Leute kennenlernen, abhängen, umsonst was trinken, das alles fand ich großartig.

In dieser Zeit war ich beschäftigt mit der Frage, was ich werden soll, was ich machen, was ich studieren soll. Mir fiel nicht viel ein. Die meisten meiner Freunde fingen mit irgendeinem Studium an. Ich hätte auch gerne die Uni besucht, aber es gab kein Fach, keinen Bereich, der mich interessiert hätte. War das ein Symptom? Oder einfach meiner neu entdeckten Freiheit, die ich so lange wie möglich ausleben wollte, geschuldet? Ich vermute, dass es eher ein Symptom meiner Kofferkind-Biografie war, da ich tatsächlich Schwierigkeiten hatte auszumachen, was mich anzieht, wo meine Interessen, aber auch Stärken lagen. Damals habe ich darüber nicht nachgedacht, aber aus heutiger Sicht drängt sich mir der Verdacht auf, dass ich nicht mit mir selbst verbunden war, kein Vertrauen entwickeln konnte in meine Fähigkeit und mir damit die Orientierung fehlte. Erst als das Theater auftauchte, fand ich einen Platz, in dem ich mit meinen Interessen und Begabungen Anschluss fand.

In dieser Zeit besuchte ich sehr selten bis gar nicht meine Eltern, dann und wann fragten sie, was ich jetzt machen wolle und ob ich mich endlich entschieden hätte, was ich denn studieren oder ob ich doch lieber eine Ausbildung machen wolle. Sie wollten mir nichts vorschreiben, außer dass ich mit irgendetwas anfangen sollte. Das Jahr nach dem Abitur verging, ohne dass ich mich entschieden hatte, wie es beruflich mit mir weitergehen sollte, und auch das zweite Jahr zog ins Land, und ich wusste noch immer nicht, wie mein Weg aussehen sollte. Was ich wusste, war, was ich nicht wollte. Ich wollte nicht in die Fabrik wie mein Vater, und ich wollte nicht herumsitzen wie meine Mutter. Ich hatte mir, um die Welt meines Vaters kennenzulernen, nach dem Abitur einen Ferienjob bei Ford besorgt und drei Monate im Schichtdienst in dieser Fabrik gearbeitet, was mir einen großen Respekt gegenüber den Männern, die da seit Jahren, wenn nicht sogar seit Jahrzehnten, Enormes leisteten, einflößte. Die Frühschicht ging von 6:30 Uhr bis 14:30 Uhr. Um 14:00 Uhr kam die Mittagsschicht, die dann von 14:30 bis 22:30 übernahm, danach kam die Nachtschicht, aber die kam für mich nicht infrage. Ich war im Ersatzteillager, musste die Artikel in den Collis checken. Ich war *Checker*, so hieß der Job wirklich. Es haben Leute mit mir gearbeitet, die bereits seit fünf, acht oder zwölf Jahren dort beschäftigt waren, und das Beste, was sie sich vorstellen konnten, war eine Festanstellung in dieser Fabrik. Dafür haben sie den Kopf gesenkt und die Arbeit verrichtet. Die Regeln waren hart, für eine Minute zu spät am Arbeitsplatz bekam man 15 Minuten Arbeitszeit abgezogen. Jeder musste vor 6:30 Uhr da sein, und wenn das Nebelhorn erklang, mussten alle die Arbeit aufnehmen. Ein Schichtleiter oder Vorarbeiter ging dann mit einem Klemmbrett und einem Stift durch die Reihen und notierte alle Anwesenden. Wer in diesen Notizen nicht auftauchte, bekam Abzüge. In der Fabrik herrschte eine strenge Hierarchie, und natürlich gab es die scharfe Trennung zwischen Büro und Produktion. Die Produktion war die Hölle, das Büro der Himmel.

Mein Ausflug in die Fabrikarbeit und den Schichtdienst hatte mir deutlich vor Augen geführt, dass diese Art des Arbeitens mich schlichtweg unterforderte. Pünktlichkeit und Anwesenheit waren mir als Herausforderung ein bisschen zu wenig, ich langweilte mich zu Tode.

Begeistert dagegen war ich von der Rap-Musik, die aus Amerika kam, ich hörte Public Enemy, BDP mit KRS ONE, hatte mir *Do the right Thing* von Spike Lee siebenmal angeschaut und fühlte eine starke Verbindung zu dieser Musik, zu dieser Rebellion, dieser Stimme gegen Unterdrückung. War das vielleicht meine Bestimmung?

Mölln, November 1992; Solingen, Mai 1993

Im Alter von 19 wollte ich mit großen Schritten in die Welt hinausgehen, sie entdecken, mit ihr spielen, sie erobern. Ich war als junger Wilder mit sehr viel Energie und verhältnismäßig wenig Kontrolle bereit, mich von jeder Strömung mitreißen zu lassen. Für mich gab es keinen vorgezeichneten Weg, ich konnte machen, was ich wollte, und darin lag auch das Problem: Ich wusste nicht, was ich wollte, also fing ich an zu jobben, arbeitete mal hier und mal da. Mitten hinein in diese Phase des Michselbst-Entdeckens und des Zurechtfindens in der Gesellschaft, auf der Suche nach der richtigen Tür, ereigneten sich schreckliche Anschläge: erst im November 1992 Mölln und nur ein halbes Jahr später, im Mai 1993, Solingen. Ich war zu diesem Zeitpunkten 20 bzw. 21 Jahre alt.

Die Mordanschläge von Mölln und Solingen sind die ersten, an die ich mich richtig erinnern kann. Sie stellten eine neue Eskalationsstufe der Gewalt gegen »Ausländer« in Deutschland dar.

Die *Westdeutsche Allgemeine Zeitung* kommentierte zwei Tage nach der Tat von Mölln: »16 Ausländer sind in diesem Jahr in Deutschland von Neonazis umgebracht worden […] Der Mord in Mölln ist der bisher brutalste Ausdruck einer Stimmung, die in Deutschland um sich greift und die Deutschland keine Ehre macht […] Wir haben uns in eine Asylantenhysterie hineinbegeben und zahlen nun den Preis dafür.«[14]

Die beiden Brandanschläge mit Todesfolge, bei denen in Mölln die 51-jährige Bahide Arslan, ihre Nichte Ayşe (14) und ihre Enkelin Yeliz (10) ums Leben kamen, und der Brandanschlag in Solingen, bei dem Gürsun Ince (27), Hatice Genç (19), Gülüstan Öztürk (12), Hülya Genç (9) und Saima Genç (4) ermordet wurden, müssen im Zusammenhang mit der Wiedervereinigung gesehen werden.

Zu dieser Zeit beherrschten Asylanten und ihr Bedrohungspotenzial für Deutschland die Schlagzeilen der deutschen Zeitungen und Zeitschriften. Im Buch »Heimatschutz – Der Staat und die Mordserie des NSU« schreiben die Autoren Stefan Aust und Dirk Laabs:

»Hitzig wird in der Hauptstadt diskutiert, wie das Asylrecht eingeschränkt werden kann, wann man den Art. 16 des Grundgesetzes – politisch Verfolgte genießen Asylrecht – abschaffen oder umschreiben könnte, obwohl in Ostdeutschland noch bis zum Frühjahr 1992 ein ganz anderes Thema die Diskussion dominiert hatte: Der Währungsschock vom 1. Juli 1990, als die D-Mark in ganz Deutschland eingeführt worden war, hatte die Volkswirtschaft Ostdeutschlands schwer getroffen, der Markt in Ost-Europa war seitdem Stück für Stück weg. In einem internen Vermerk des Bundesfinanzministeriums hieß es schon im März 1991, dass nur 700.000 von ehemals 3,4 Millionen Arbeitsplätzen in der Industrie überleben werden. Seit Monaten hatten konservative Innenpolitiker Interview für Interview, Schlagzeile für Schlagzeile ein anderes Thema in den Mittelpunkt gerückt – Deutschland werde, so stellten vor allem Innenpolitiker der CDU fest, von Asylbewerbern gleichsam überrannt. Der Generalsekretär der CDU, Volker Rühl, schreibt im September 1991 an ›die Partei-Freunde überall im Land‹, dass sich der Brief mit einer ›besorgniserregenden Entwicklung‹ befasst – der Zahl der Asylbewerber. Rühl fordert, dass die Einzelprüfung, die das Grundgesetz vorsieht, abgeschafft werden soll, um so Bewerber schneller abschieben zu können: ›Ich bitte Sie daher, die Asylpolitik zum Thema zu machen.‹[15] Zunehmend sind in der Folge nicht mehr allein Soldaten der Roten Armee oder linke Jugendliche, sondern vor allem Asylbewerberheime Ziel der Gewalt. Den Kampf gegen die Übergriffe überlässt die Bundesregierung den Bundesländern, vor allem den neuen im Osten, wo fast jedes Wochenende eine Flüchtlingsunterkunft angegriffen wird.«[16]

Die regierende CDU und ihr Generalsekretär hatten zum Zeitpunkt der Wiedervereinigung nichts Besseres zu tun, als den Menschen, die im Osten Deutschlands ihre Lebensgrundlage verloren hatten, mitzuteilen, dass die Schuld allein die Ausländer trugen. Sie lenkten damit nicht nur auf eine perfide Art und Weise von ihrer eigenen Verantwortung und dem Unvermögen ab, den politischen und sozialen Missständen gerecht zu werden, sondern nahmen auch billigend in Kauf, dass bei den Unruhen Menschen Opfer wurden, die an der Entwicklung nicht nur unschuldig waren, sondern darüber hinaus auch noch hilflos.

Die Pogromstimmung ist in Deutschland also politisch vorsätzlich erzeugt worden. Den Auswirkungen dieser Stimmungsmache standen die Verantwortlichen gleichgültig gegenüber, bzw. sie kam ihnen sogar sehr gelegen: Denn wer sich über Asylanten oder Rechtsextreme aufregt, kann sich nicht mit Politikern und ihrem Versagen beschäftigen.

Ganz anders bei mir. War Mölln für mich noch ein Schreck gewesen, war Solingen ein absoluter Schock. Die Tatsache, dass Menschen türkischer Herkunft in Deutschland verbrannt wurden und die politische Anteilnahme daran nahezu nicht vorhanden war, ließ mich verstört zurück. Es war der Regierungssprecher Dieter Vogel, der nach den Mordanschlägen von Mölln sagte, dass sich der Kanzler nicht am »Beileidstourismus« beteiligen wolle. Es passte ins Bild, dass nach dem Anschlag von Mölln die Stadt dazu aufrief, der betroffenen Familie Arslan Anteilnahme zum Ausdruck zu bringen. Dem sind Hunderte Menschen nachgekommen und haben über 300 Briefe an die Familie Arslan geschrieben, die z. T. Angebote für Wohnungen und sogar Geld enthielten.

Aber diese Briefe haben die Familie niemals erreicht. Erst 2019 stieß eine Studentin, die im Archiv der Stadt Mölln recherchierte, auf diese Schreiben. Sie informierte daraufhin Ibrahim Arslan, einen Überlebenden des Brandanschlags, und dieser beantragte die Herausgabe der Briefe. Erst dann wurden sie der Familie ausgehändigt, später sagte Ibrahim, dass sie diesen Beistand vonseiten der Bevölkerung in der Stunde der größten Not und des tiefsten Schmerzes sehr hätten gebrauchen können. Warum die Stadt Mölln die vielen Briefe, die Beileidsbekundungen und die Spenden nicht an die Familie weitergegeben hat, lässt sich heute nicht ermitteln: Vielleicht war es Unachtsamkeit, vielleicht Desinteresse. Vielleicht aber war einfach nur der ganz normale Rassismus in Deutschland der Grund dafür. Das Stück »Mölln 92/22«, das in Köln zum Jahrestag des Anschlags aufgeführt wurde, thematisiert auch das große Versagen der Stadt Mölln. Die bedauere vor allem, dass ihr Name mit diesem grauenhaften Brandanschlag in Verbindung gebracht wird: Mölln als pars pro toto für einen Anschlag.[17]

Der Mordanschlag in Solingen ging mir um ein Vielfaches näher, da es in meiner direkten Nachbarschaft passierte, Solingen liegt vor den Toren Kölns. Dass hier eine Familie aufgrund ihrer Herkunft, aufgrund ihres Türkischseins von Rassisten angegriffen und mit dem Tod bedroht werden konnte, machte mich nicht nur sprachlos, sondern auch wütend. Während mein Selbstverständnis so aussah, dass ich mich als Kölner wohl und gut fühlte und als solcher auf der Suche nach meiner Rolle war, danach, welche Position ich in dieser Gesellschaft einnehmen wollte – drängten mich die Ereignisse in die Opferrolle. Sie zeigten mir, dass es in Deutschland immer noch möglich war, dass Menschen andere Menschen wegen ihrer Herkunft umbrachten, und das in regelmäßigen Abständen. Der Aufschrei war unmittelbar nach diesen Taten groß, doch schnell ging man zur Tagesordnung über: Die Taten wurden der rechtsextremen Szene zugeordnet, es gab Demonstrationen und Empörung, aber durch die eindeutige Schuldzuweisung konnten sich auch alle wieder zurücklehnen. Was das mit der betroffenen Menschengruppe machte, war gleichgültig. Diese Unbekümmertheit, gepaart mit den undurchsichtigen Verstrickungen der Sicherheitsapparate, den fehlerhaften Recherchen der Polizei bis hin zu grob fahrlässigem Umgang mit den Tätern, trug nicht dazu bei, dass sich die Migrant:innen gesehen fühlten, kurz: Es blieb ein beunruhigendes Gefühl, es gab keine Zuversicht, kein Vertrauen. Das Einzige, was übrig blieb, war: Zorn.

Zorn, ausgeliefert zu sein, als nicht schützenswert betrachtet zu werden, als Menschen, die es »irgendwie schon verdient haben«, als Menschen zweiter Klasse, minderwertig. Manchmal kommt mir der Gedanke, es ist besser, eine Kirche in Paris zu sein als ein Türke in Deutschland. Dann würden für mich, wenn ich brenne, binnen 24 Stunden über 1 Milliarde an Spenden zusammenkommen, um mich wiederherzustellen. Wenn dagegen in Deutschland Menschen, die ihr halbes, wenn nicht sogar ihr ganzes Leben hier verbracht haben, in Flammen aufgehen oder erschossen werden, sind mir die Konsequenzen, die daraus gezogen werden, nicht nachhaltig, nicht entschieden genug.

Solingen war der Punkt, den ich bewusst und klar als ein solches politisches und kollektives Versagen wahrgenommen habe, und seitdem gibt es ganz viele Solingens, es gibt den NSU, Hanau, Halle, Kassel, das reicht bis Dortmund, wo der Junge Mohammed Dramé 2022 von Polizisten erst getasert und dann erschossen wurde.

Was dieses düstere Kapitel mit dem Thema des Buches zu tun hat? Sehr viel, denn es geht hier darum, wie die Atmosphäre war und wie das Lebensgefühl der Arbeitsmigrant:innen, die sich in diesem Land nicht nur nicht geschätzt, sondern nach 1992 auch bedroht fühlten. Meine Mutter wusste um die Gefahr, aber sie hatte niemanden, mit dem sie darüber hätte sprechen können. Unsere Wohnung konnte zur Falle werden, das hatte Solingen gezeigt.

So groß mein Zorn auf Rassisten auch war und heute noch ist, Gewalt war nie ein Mittel, das ich zum Entladen meiner Wut in Erwägung gezogen hätte. Die war 1993 zwar groß, aber ich war nicht blind, und Gleiches mit Gleichem zu vergelten, wäre mir nie in den Sinn gekommen. Es war die Kunst des Textens, besser gesagt des Rappens, die mir geholfen hat, diesen Zorn zu kanalisieren. Ich habe meine Gefühle in einem Text niedergeschrieben, und obwohl dieser Text inzwischen 30 Jahre alt ist, hat er leider in keiner Silbe an Aktualität verloren:

> Papier ist geduldig, ich will wissen, wer ist schuldig.
> Sind es immer mehr die Nazis, die Asylanten attackieren?
> Ist es mutig, blutig? Nein, ich bin nervös!
> Weil die Atmosphäre, fühle ich, Gewalt auslöst.
> Oder kann, wer ist dran, bleibe ich verschont von diesem Bann?
> Verwirrung in den Köpfen, keiner kann Ideen schöpfen

Wir nähern uns dem Richter im Land der Denker und
Dichter.
Wer spricht da, wer schreit: Sind alle Mann bereit!
Ist sie schon vergessen, die Vergangenheit?
Ich glaube nicht! Oder doch? Und wir hoffen alle noch
auf den Frieden und den Segen, von dem so viele Menschen
reden,
mit Kerzen in den Händen glaubten sie, was zu bewegen.
Wir werden es erleben, kein Segen, kein Regen,
aber ein dickes, fettes Erdbeben eben.
Nach diesem Beben wird es kein Leben geben,
und wenn wir untergehen, werden wir euch mitnehmen!

Als am Kölner Dom das »Medienbürgerfest« stattfand, rappte ich am Stand des nordrhein-westfälischen Fernsehproduzenten-Verbands diesen Text und bekam dadurch etwas Aufmerksamkeit.

Ich wurde in die »Aktuelle Stunde« eingeladen, die damals von Frank Plasberg und Christine Westermann moderiert wurde. Danach wurde ein dreiminütiger Fernsehbeitrag über mich gedreht, und anschließend meldete sich mein Freund, der heute bekannte Anwalt Mustafa Kaplan, und fragte, ob ich nicht Lust hätte, Theater zu spielen, ich schien mich auf der Bühne wohlzufühlen. Ich verstand mich als Sohn einer Arbeiterfamilie, da gab es diese Optionen Theater, Schauspiel, Kunst eigentlich nicht, und deshalb konnte ich mit dem Angebot von Mustafa recht wenig anfangen. Er fragte mich ernsthaft, ob ich als Schauspieler arbeiten wollte. Das sollte ein schicksalhaftes Telefonat werden, was ich zu diesem Zeitpunkt noch nicht wusste, denn das war mein Einstieg in die Welt des Theaters.

Jugendtournee-Theater 1993

Nach dem Anruf von meinem Freund Mustafa Kaplan meldete ich mich bei diesem Jugendtournee-Theater, ohne eine Vorstellung davon zu haben, was das ist. Ich rief dort an, sagte, dass ich die Nummer von Mustafa habe und sie wahrscheinlich einen Job für mich hätten.

Das war im Sommer 1993, ich hatte den Gründer des Theaters an der Strippe, und er lud mich zu einem Vorsprechen ein und schickte mir das Stück.

Was ein Vorsprechen ist, wusste ich damals noch nicht, schlimmer, ich hatte gar nichts zum Vorsprechen. Später habe ich gelernt, dass bei einem Vorsprechen im Theater der Schauspieler zwei oder drei verschiedene Rollen mitbringt und sie vorspielt, damit sich das Theater ein Bild von ihm oder ihr machen und entscheiden kann, ob er oder sie ins Ensemble passt. So ein Vorsprechen hatte ich nach meiner Ausbildung an der Schauspielschule auch in Hamburg, Düsseldorf und Konstanz. Einmal in den Theater-Apparat aufgenommen, braucht es in der Regel keine Vorsprechen mehr, nicht fürs Theater, entscheidend ist die bisherige Performance. Bei Film und Fernsehen nennt man das Casting, das gibt es inzwischen sogar schon online, d.h., die Schauspieler:innen nehmen selbstständig ein Video auf und schicken es ein. Von alldem war damals keine Rede, ich hatte keine Ahnung und davon sehr viel, war also fest davon überzeugt, dass ich ein richtig guter Typ bin.

Nachdem ich das Stück gelesen hatte, habe ich mir Kostüme und Requisiten überlegt, die für die Figur infrage kämen. Im

Text ging es um einen jungen Tankstellenbetreiber mit angeschlossener Autowerkstatt, der gerne Cola trank und Chips aß, ich zog eine Jeans an mit einem T-Shirt, kaufte mir eine Tüte Chips und eine Cola und war bereit für das Vorsprechen.

Das lief alles irgendwie ganz gut, und ich bekam den Job.

Das Jugendtournee-Theater war ein kleines Privattheater mit einem Ensemble von zwei oder drei Schauspielern, die themenbezogene Stücke für Jugendliche machten.

Das Stück, in dem ich gespielt habe, behandelte das Thema Heimat und Identität. Das Konzept des Theaters war es, verschiedene Themen für Jugendliche aufzuarbeiten, etwa zu Gewalt oder Liebe und Sexualität oder Drogen. Dieses Stück wurde verschiedenen Organisationen angeboten. Die AWO oder die Caritas oder Kulturvereine, die sich in der Jugendarbeit engagierten, buchten uns, und wir fuhren durch das ganze Land, bauten in irgendeiner Schulaula oder im Bürgerzentrum oder in der Stadthalle unser Bühnenbild auf und spielten morgens um 10:00 Uhr vor circa 300 Jugendlichen landauf, landab unser Stück. Wir machten alles selbst, wir hatten einen kleinen Transporter, in den die Kulissen und Kostüme passten, so fuhren wir dann, wenn es sehr weit weg war, am Abend zuvor, ansonsten am frühen Morgen dorthin, bauten unsere Bühne auf, spielten das Stück und setzten uns danach mit den Schüler:innen hin und diskutierten über das Stück. Danach bauten wir alles wieder ab, luden es in das Auto und fuhren zum nächsten Ort. Es war damals schon so, dass ich acht bis zehn Auftritte im Monat hatte, in den Ferien natürlich nicht, aber immer, wenn Schule war, waren wir unterwegs und bauten irgendwo unsere Bühne auf, im Osten oder im Westen, ganz egal. Das erste Stück zum Thema Heimat und Identität spielte ich zwei Jahre lang, und danach entwickelten wir ein neues Stück zum Thema Liebe und Sexualität. Das war 1993, und ich bekam pro Aufführung 150 DM, damit hatte ich aus dem Stand eine Beschäftigung, die mir Spaß machte und von der ich leben konnte, es war sozusagen der Jackpot.

Eigentlich sollte ich im Jugendtournee-Theater ein Jahr mitmachen, aber aus diesem Jahr wurden vier, und in dieser Zeit entstand der Gedanke, dass Theater etwas wäre, das ich gerne machen würde, das mir Spaß bereitete und wo meine Fähigkeiten ihren Platz fanden und Sinn ergaben. Ich konnte meine Energie ins Spiel stecken, meiner Fantasie freien Lauf lassen, Stücke entwickeln, Figuren erarbeiten und spielen. Ich hatte zum ersten Mal das Gefühl, an einem Ort zu sein, an den ich gehörte und an dem ich mich gut fühlte und Erfolge feiern konnte. Ich war zu diesem Zeitpunkt schon 25 und hatte vier Jahre Jugendtheater hinter mir. So bereitete ich mich aufs Vorsprechen an einer Schauspielschule vor, die überhaupt Studierende in diesem biblischen Alter aufnahm. Ich habe an vier Schulen vorgesprochen und bin an zwei genommen worden. Für mich war das eine Sensation. Ich hatte in der berühmten Hochschule für Schauspielkunst Ernst Busch in Ostberlin vorgesprochen, an der Hochschule für Darstellende Künste in Hannover, an der Schauspielschule in Hamburg und an der HDK (Hochschule der Künste) in Westberlin.

An der HDK bin ich sofort rausgeflogen, an der Schauspielschule in Hamburg kam ich in die nächste Runde, an der Schauspielschule in Hannover kam ich in die letzte Runde und an der Ernst Busch auch. Hannover und Busch hatten danach einen Studienplatz für mich. Das war wirklich beachtlich, denn an der Ernst Busch in Berlin bewerben sich jedes Jahr 2000 Menschen auf einen Studienplatz, und 26 werden genommen. Ich entschied mich für Berlin. Als ich diesen fantastischen, unglaublichen, sensationellen Erfolg meinem Vater mitteilte, fragte er lediglich, warum ich mich nicht in Köln angemeldet hätte, dann hätte ich nicht umzuziehen brauchen. Und ich dachte, was soll's, es ist nicht seine Welt, woher soll er es wissen, aber wehgetan hat es schon. Meine Mutter lebte zu dieser Zeit schon in der Türkei, d.h., die Ehe meiner Eltern war bereits zerrüttet, und bei meiner Mutter zeigten sich immer häufiger Anzeichen einer Psychose. Ihr werde ich es auch mitgeteilt haben, aber ich kann mich nicht mehr erinnern, in welchem Zusammenhang und wie sie reagiert hat.

Besuch der Mutter in Mersin

2004 besuchte ich meine Mutter in Mersin. Ich hatte sie einige Jahre nicht gesehen, ich wusste aber natürlich, dass es ihr nicht gut ging.

Ich flog nach Adana und sollte dort eigentlich von meinem Onkel abgeholt werden, doch der kam nicht und hatte sein Handy ausgeschaltet. Die Ankunft war dennoch schön, es war Nacht und das Klima mild, meine Laune war gut, trotzdem hatte ich gemischte Gefühle. Das Land, meine Distanz dazu und die gleichzeitige Sehnsucht danach bildeten eine eigenartige Reibung.

Das Taxi nach Mersin kostete 30 Euro, und mein erstes Gespräch mit einem Einheimischen gab es umsonst dazu. Der Fahrer erzählte mir, dass er gerne nach Deutschland wolle und ob ich wisse, wie man eine Arbeits- und Aufenthaltsgenehmigung bekommt. Ich erzählte ihm, dass Deutschland sich verändert habe, und auch von meiner Sehnsucht nach und Distanz zur Türkei. Wir rauchten eine Zigarette zusammen.

Morgens um 3:00 Uhr kam ich in der Wohnung meiner Mutter an. Diese Stadt, diese Straßen kannte ich, mit Mersin verband ich Urlaub, weil wir als Familie unsere Ferien dort verbracht hatten. Die Zeit war immer begrenzt gewesen, und die Erinnerungen waren sehr blass, zu viel Zeit war vergangen, zu viel hatte sich verändert – besonders in mir.

Als meine Mutter nach zweimal Klingeln die Tür öffnete, erkannte sie mich sofort. Ich bemerkte den schlechten Zustand ihrer Zähne, und es roch in der Wohnung nach Gas. Meine Mutter war ergraut, und ihre Gesichtszüge hatten viel Trostloses. Ich umarmte sie, ich freute mich, das sagte ich ihr auch, warm und voller Freude und Liebe.

Die Wohnung, unsere Wohnung, war heruntergekommen. Abgewohnt, schmutzig, ungepflegt. Darin also meine Mutter, ebenfalls ungepflegt, gefangen in dieser Wohnung und in sich. Mit ihr zu reden, war schwierig, es war sehr viel Frust in ihr, über die Einsamkeit, in der sie hier seit mehreren Jahren lebte. Sie führte Selbstgespräche, mal laut, mal leise, und regte sich bisweilen auch richtig auf – ich konnte ihr nicht folgen. Ganz oft hatte ich das Gefühl, dass sie mich nicht verstand, dass das, was ich sagte, gar nicht bei ihr ankam. An einem Tag sagte sie: »Ich fühle mich, als sei die Welt zusammengebrochen, und ich liege darunter.«

Ich verstand genau, was sie meinte. Ali Kemal Gün erklärte mir später, dass Depressionen auf Türkisch »eingestürzt« – »yıkılma« heißen – genau diesen Zustand fühlte also meine Mutter. Ich hätte ihr gerne geholfen, wusste aber nicht, wie. Sie brauchte Gesellschaft und Beschäftigung. Jeder Versuch, mit ihr über ihren Zustand und einen möglichen Ausweg zu reden, endete mit der Aussage: »Ich habe drei Söhne und einen Mann, wo sind die? Ich möchte mit denen zusammen sein!« Sie hatte recht, wir kamen unserer Verantwortung nicht nach. Sie forderte, und wir flohen. Sie hatte Erwartungen, wollte Hilfe und vegetierte vor sich hin. Innerlich war sie alles andere als passiv, sie stand im ständigen Dialog mit Personen, die ich nicht kannte, denen sie aber eine Menge vorzuwerfen hatte. Ich wusste nicht, was ich von dem Gehörten glauben konnte, aber in jedem Fall zog es mich runter, raubte mir die Kraft, machte mir das Atmen schwer, und ich wusste nicht weiter – ich allein konnte überhaupt nichts ausrichten.

Dann besuchte ich meinen Vater. Eigentlich hatte ich das viel früher tun wollen, aber der Zustand meiner Mutter hielt mich davon ab. Sie setzte sich sehr oft irgendwohin und bewegte sich nicht mehr, nur die Lippen standen nicht still. Das hatte etwas von einer Eidechse. Es hat ein paar Tage gedauert, bis ich begriff, was sich da in ihr abspielte. Spätestens nach dem Besuch bei meinem Vater war mir dann alles klar. Sie sprach mit ihm und rechnete mit ihm ab. Sie schrie ihn an, hielt ihm vor, dass er im Unrecht war. Ich konnte ihrer Logik nicht ganz folgen, aber sie stand unter einem großen Druck. Wie verletzt und enttäuscht sie war, konnte ich nachvollziehen. Als ich bei ihm war, sah ich ihn aus der Perspektive meiner Mutter, als ich zu meiner Mutter zurückfuhr, sah ich sie aus der Perspektive meines Vaters. Ich wollte aber der Sohn sein, der beide aus seiner Perspektive sah und von alldem verschont blieb.

Schuld und Scham und die Stiftung

Als Sohn einer psychisch kranken Mutter dominierten zwei unterschiedliche Gefühle: das Gefühl von Scham und das Gefühl von Schuld. Vorher hatte ich hilflos weggesehen, ich wollte einfach nicht akzeptieren, was eigentlich offensichtlich war. Jegliche Versuche, mich damit zu beschäftigen, endeten in einer Sackgasse. Nachdem meine Mutter in die Türkei gegangen war, konnte sie nicht mehr nach Deutschland einreisen, da ihre Aufenthaltsgenehmigung nicht mehr gültig war. In dieser Zeit habe ich mir besonders viele Vorwürfe gemacht, dass ich es nicht schaffte, meine Mutter zu uns nach Deutschland zu holen und ihr hier einen Platz an unserer Seite zu geben. Dabei war das rechtlich gar nicht möglich, sie hätte höchstens ein Dreimonatsvisum bekommen. Das Gefühl der Ohnmacht, in dessen Zentrum meine Mutter stand, war unangenehm. Es gab in der Zeit, in der sie noch in Deutschland lebte, den einen oder anderen Versuch, sie zu einem türkischen Psychiater hier in Köln zu bringen, und das haben wir auch tatsächlich einmal geschafft. Aber weiter kamen wir nicht, denn sie war nicht der Meinung, dass sie irgendwas bräuchte, sie sei kerngesund und hellwach und Herrin ihrer Sinne, so sah sie sich.

In dieser Zeit, als die Gedanken an meine Mutter so etwas wie eine eiternde Wunde waren, meldete sich bei mir eine Stiftung, die sich um psychisch Kranke kümmerte, mit der Frage, ob ich in ihrem Kuratorium Mitglied werden wolle. Als ich von dem Stiftungsgrund und der Aufgabe dieser Organisation erfuhr, war ich sofort bereit einzusteigen. Sie versprachen sich von mir ein bisschen Aufmerksamkeit für ihre Stiftung, und ich versprach mir von ihnen Antworten auf meine Fragen, die ich damals niemandem stellen konnte.

Ich erzählte meine Geschichte. Zum einen war ich erleichtert, einen Raum gefunden zu haben, in dem ich diese spezielle familiäre Situation thematisieren konnte, und zum anderen war ich auch froh, dass da Menschen vor mir saßen, die zu diesem Thema wirklich etwas zu sagen hatten. Ich beschrieb die Situation meiner Mutter, die zu diesem Zeitpunkt schon in der Türkei lebte. Sprach über meine Gefühle, die Mischung aus Ohnmacht, Scham, Schuld und Hilflosigkeit. Ich hatte zu diesem Zeitpunkt noch die fixe Idee, dass es ganz gut sein könnte, meiner Mutter Medikamente ins Essen zu mischen und sie so aus ihrer psychotischen Situation zu befreien. Was man halt so denkt, wenn man keine Ahnung hat und es gut meint, es aber in den seltensten Fällen auch gut macht.

Ich war richtig begeistert von der Ruhe und der Sensibilität, mit der mir zugehört wurde, ohne sofort zu reagieren, ohne mich zu verurteilen oder zurechtzuweisen.

Von meiner vermeintlich guten Idee, meiner Mutter heimlich Medikamente zu verabreichen, hielten sie gar nichts. Erstens sei die Einstellung der psychisch kranken Patienten sehr schwierig. Sollte das gelingen, würde die Patientin kein Gefühl für ihre Genesung entwickeln. Sie würde demnach die Veränderungen nicht mit den Medikamenten in Verbindung bringen.

Spielentscheidend für die Behandlung eines solchen Patienten sind die freiwillige Teilnahme und Einwilligung in eine Behandlung. Das setzt voraus, dass diese Person auch akzeptiert, dass sie therapiebedürftig ist, dass sie selbst einsieht, dass sie Hilfe braucht.

Das ist die Grundvoraussetzung für alle Schritte, die dann

folgen würden. Und dann kamen sie mit einem Argument, das mich beruhigt und gleichzeitig umgehauen hat. Als sie hörten, dass meine Mutter allein lebte und sich selbst versorgte, sagten sie Folgendes: So wie du die Situation beschreibst, ist es für dich bestimmt schwierig, dass deine Mutter dort allein und ohne Hilfe für ihre psychische Krankheit lebt. Aber da sie sich komplett selbst versorgen kann und das auch tut und gleichzeitig niemandem schadet, gibt es nichts, was du tun kannst, außer auszuhalten, dass es so ist, wie es ist. Und wenn sie darüber hinaus noch denkt, dass sie überhaupt keine Hilfe nötig hat und jegliche Diagnose, Therapie, Untersuchung ablehnt, dann gibt es wirklich nichts, was du tun kannst. Dass sie verhaltensauffällig ist und rumschreit oder sich sonst wie merkwürdig benimmt, ist in der Tat traurig, aber das alles ist weder ein Verbrechen, noch ist es verboten. Sie kann so, wie sie ist, selbstständig leben, und das tut sie auch.

Dass du ihr helfen willst, aber nicht kannst, ist wahrscheinlich für dich schmerzhaft, aber es gibt nichts, was du tun kannst, außer zu hoffen, dass sie nicht zum Pflegefall wird.

Ich war erleichtert. Auch zu erfahren, dass es ganz normal ist, dass sich Angehörige von psychisch Kranken schuldig fühlen und voller Scham und überfordert sind. Ich hatte jetzt die Gewissheit, dass ihr Zustand zwar kein guter war, aber auch nicht schädlich. Ich konnte nur hinschauen, aushalten und abwarten, ohne Scham und Schuld.

Onkel Ismet und Onkel Selim

Bei der Recherche zu diesem Buch erhoffte ich mir Auskunft von den Geschwistern meiner Mutter sowie von Emine, ihrer Nachbarin, die mit ihr Tür an Tür in der kleinen Hafenstadt Mersin gelebt hatte.

Zuerst schrieb ich meinen Onkel Ismet in Antalya an, zu dem ich bereits vor einem Jahr Kontakt aufgenommen hatte. Jetzt schrieb ich ihn wieder an, um ihn zu fragen, ob er mit mir über meine Mutter, seine Schwester, reden wollte. Ich sagte ihm, dass das Anwerbeabkommen mit der Türkei vor über 60 Jahren geschlossen worden sei, dass Menschen der ersten Generation nach und nach versterben, wie meine Mutter, und dass ich für ein Buch über die Auswirkungen dieser Migration auf Körper und Geist recherchieren wolle.

Da schickte er mir ganz unaufgefordert und überraschend ein Foto, auf dem wir alle zu sehen sind. Das Foto ist entstanden, als wir meinen Onkel 1983 auf der Reise nach Mersin in Istanbul besucht haben. Auf dem Bild sind er, seine Frau, meine Mutter, mein kleiner Bruder als 4-Jähriger, mein großer Bruder als 14-Jähriger und ich als 11-Jähriger abgelichtet. Die Erwachsenen sitzen an einem Tisch auf der Terrasse, und wir Jungs stehen ganz eng bei ihnen, der Kleine bei meiner Mutter und mein großer Bruder und ich bei meinem Onkel. Wir alle gucken ganz entspannt und ruhig in die Kamera, ich lächle sogar. Es ist ein schönes Foto.

Ihm gefällt die Idee des Buches, er meint, es wäre ein richtiger und wichtiger Schritt, um meiner Mutter Ehre zu erweisen. Er

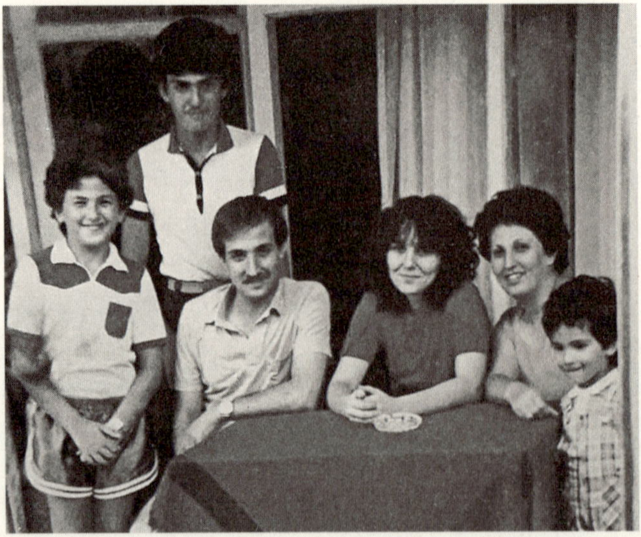

1983 in Istanbul

führt dann weiter aus, dass ihn die Erinnerungen und Gedanken an sie immer noch schmerzen. Und er bietet mir an, dass wir uns treffen.

Dann schickt er mir eine Zusammenfassung, die seinen Blick auf die Situation umreißt:

Meine Mutter war 1964 Absolventin der *Adana kız öğretmen Okulu* – der Pädagogischen Hochschule für Mädchen in Adana –, später Lehrerin und eine sehr moderne Frau. Er benutzt die Formulierung *Cumhuriyet Kadını*, was in der direkten Übersetzung keinen Sinn ergibt: »republikanische Frau«. Es geht um eine moderne Frau im Sinne der Aufklärung: Atatürk hatte nach der Gründung der Republik eine klare Vorstellung davon, wie sich das Land entwickeln sollte und wie Türkinnen und Türken auszusehen hatten. Die Frauen sollten unabhängig, gebildet und frei sein. Das alles verkörperte meine Mutter vor ihrer Heirat und der Migration nach Deutschland. Ihre Eltern waren überhaupt nicht einverstanden damit, dass sie die Türkei verließ und der Liebe zu meinem Vater nachgab. Dafür musste sie einen hohen Preis zahlen, denn die Realität in Deutschland war eine andere als die, die sie sich vorgestellt hatte. So begann das Leiden, nach Meinung von Onkel Ismet.

Ali Kemal Gün bestätigt mir in unserem Gespräch, dass die Entscheidung, trotz der Warnung ihrer Eltern nach Deutschland zu gehen, ein Stressfaktor gewesen sein muss: Meine Mutter war so zum Erfolg verdammt, sie musste es auch in Deutschland schaffen und hatte vonseiten meiner Großeltern nur wenig Unterstützung.

Der jüngste Bruder meiner Mutter, Onkel Selim, lebte in Adana, zeit seines Lebens. Er ist unter den Geschwistern der Einzige, der immer dort geblieben ist. Auch ihn rufe ich im Rahmen der Recherchen zu diesem Buch an, mehr noch, ich besuche ihn, zusammen mit meiner Lebensgefährtin.

Türkische Familien halten zusammen wie Pech und Schwefel, im Türkischen lautet das entsprechende Sprichwort: *et tırnaktan ayrılmaz*. Wörtlich übersetzt bedeutet das, der Fingernagel trennt sich nicht vom Fleisch, und meint, dass sich die Bindung zwischen den engsten Verwandten nicht so leicht auflöst.

Bei uns aber schon.

So dauerte es eine ganze Weile, bis ich nach dem Tod meiner Mutter in die Türkei reiste, genau genommen fuhr ich erst im folgenden Sommer zusammen mit meiner Lebensgefährtin in die Stadt, in der meine Mutter gelebt hatte und mein Vater noch lebte, das war 2018.

In Adana besuchte ich also Onkel Selim, und wir gingen essen. Er erzählte von meiner Mutter, wie es war, als sie damals geheiratet hatte, und wie die Familie das gefunden hatte. Mein

Vater kam dabei nicht gut weg. Ich stellte ihm Fragen zur Familiengeschichte, zur damaligen Situation, zu den Umständen, die damals geherrscht hatten, und er antwortete mir sehr ausführlich, aber der Tenor blieb gleich: Die Familie meiner Mutter, im Speziellen mein Opa, wollte nicht, dass meine Mutter nach Deutschland geht, meine Mutter wollte das, und so nahm das Schicksal seinen Lauf. Als sie krank wurde, hätte mein Vater sie niemals verlassen dürfen, er hätte bei ihr bleiben und sie versorgen müssen, deshalb habe er Schuld. Ich mochte diese einseitige Sichtweise nicht, fand sie ärgerlich und zu simpel. Was mein Onkel da sagte, stimmte nach all dem, was ich selbst wahrgenommen hatte, einfach nicht.

Das erste Mal am Grab

Nach dem Essen fuhren wir mit dem Auto meines Onkels los, er, meine Lebensgefährtin und ich. Ich wusste nicht, wohin wir fuhren, schließlich redeten wir die ganze Zeit. Und da ich mich in Adana nicht auskenne, konnte ich auch nicht abschätzen, wohin die Reise ging. Erst als es bereits zu spät war, realisierte ich, wo wir waren: am Friedhof. Ich erkannte das an den langen weißen Mauern, denn ich war bereits einmal dort gewesen, als ich das Grab von Oma und Opa besucht hatte. Mein Opa hatte Anfang der 1940er-Jahre, als dieser Friedhof gerade entstand, ein großes Familiengrab nahe am Eingang gesichert, eine Weitsicht, die meinen Onkel bis heute noch tief beeindruckt und mich, ehrlich gesagt, auch.

Er fuhr mit uns dorthin, ohne es mir vorher gesagt oder mich gefragt zu haben, wahrscheinlich war das eine gute Idee gewesen.

Mein Körper spannte sich an, ich war aufgeregt. Es herrschte nicht viel Verkehr vor dem Friedhof, wir fanden direkt am Eingang einen Parkplatz, stiegen aus und gingen zu dritt auf den Eingang zu. Friedhöfe in Deutschland sehen eher wie Parks aus, in denen man auch spazieren gehen kann. Der Friedhof in Adana ist ein großer mit vielen Gräbern, und die dominierende Farbe ist der braune Erdton. Es gibt keine Wiesen, aber Olivenbäume und viele, viele Gräber. Die besseren Gräber sind aus weißem Marmor, und auf dem hellen Grabstein stehen die Namen der Toten. Bei den Ärmeren steht der Name auf kleinen Blechschildern, die knapp über dem Boden angebracht sind. Die Schilder sind fast alle verrostet, das Rostbraun fügt sich in den Erdton ein. Wir gingen durch das weite Tor auf den

Friedhof, es war Nachmittag, die Sonne war noch da, aber sie tat nicht mehr weh. Der Schmerz kam woandersher.

Eine diffuse Unruhe packte mich. Mir wurde klar, dass ich gleich zum ersten Mal am Grab meiner Mutter stehen würde. Bei mir mein Onkel, der jüngste Bruder meiner Mutter, und die Frau, die ich liebe. Mein Blick sprang von Grab zu Grab, wie ein Stein, der über das Wasser titscht. Wir waren keine Minute gegangen, da hielt mein Onkel an, zeigte in Richtung der Mauer und sagte: »Da vorne ist es.« Ich erkannte es schwach wieder, suchte neugierig die Tafeln ab. Ich war jetzt relativ nah an der Friedhofsmauer und erkannte in einer Parzelle den Grabstein meines Opas, direkt daneben den meiner Oma, und genau daneben sah ich das Grab zum ersten Mal. Eine weiße Marmortafel mit dem Namen meiner Mutter. Mein Onkel war auf dem Weg stehen geblieben, meine Frau ebenso. Ich stand allein vor dem Grab meiner Mutter, sah ihren Namen auf dem Stein, und dieser Anblick, der Name der eigenen Mutter auf einem Grabstein, dieser unumstößliche Beweis, diese greifbare Gewissheit ihres Todes, löste einen aufgestauten Schmerz aus, und es zerriss mich. Falls der Schmerz beim Eintreffen der Nachricht an jenem Morgen im Hotelzimmer in Hannover noch ein unterirdischer Atomtest gewesen war, geschah dies hier an der Erdoberfläche, am helllichten Tag.

Es war gut, dass ich allein war, mein Körper zuckte, das Zwerchfell pumpte, und ich weinte endlich die Tränen, die ich bis jetzt noch nicht vergossen hatte. Ich sah meine Mutter vor mir und ihren unerfüllten Lebenstraum, mit ihrer Familie in Adana zu leben, es fühlte sich an wie ein Tritt und befeuerte meinen Schmerz. Jetzt, an diesem Punkt, war alles egal. Sie war weg. Zum Schluss hatte sie allein gelebt, ihrer seelischen Gesundheit, der Ruhe, die sie immer ausgestrahlt hatte, beraubt, in Mersin. Mochte ihre Seele jetzt Ruhe finden.

Zoom auf Mutter

Die Angehörigen meiner Mutter zeichnen ein Bild von einer Familie, der es im Großen und Ganzen gut ging im Adana der 1950er- und 1960er-Jahre. Die Eltern meines Vaters hingegen hatten Probleme: der Vater Alkoholiker, die Mutter trat nicht in Erscheinung. Als meine Eltern heirateten, kannte jeder den Standesunterschied zwischen den beiden.

Meine Eltern hatten zeit ihres Lebens an diesem Unterschied zu knabbern. Mein Vater spürte, dass die Familie seiner Frau ihn unterschwellig ablehnte, meine Mutter verlor mit der Migration nach Deutschland ihren Status auch in den Augen ihrer Eltern und träumte ein Leben lang davon, zurück in die Türkei zu gehen, zusammen mit ihrer Familie, stolz erhobenen Hauptes.

Und sie ist auch zurückgegangen, nur ohne ihren Mann und ohne ihre Kinder, sie verwirklichte sich ihren Traum also allein, der so für sie ein Stück weit zu einem Albtraum wurde. Lange Jahre einsam zu leben – das hatte sie sich sicher nicht so vorgestellt.

Ali Kemal Gün formuliert es so: Meine Mutter ist zurückgekehrt in die Türkei, wie es ihre Ursprungsfamilie wollte. Im Hinterkopf die Stimme ihres Vaters, die zu ihr spricht, sie erinnert: Wir haben dir doch gesagt, dass du nicht nach Deutschland gehen sollst. Sie ist trotzdem gegangen, mit großen Hoffnungen, hat sich abgewendet von ihrer Ursprungsfamilie, musste zurückkehren.

Sie ist allein zurückgegangen, dabei wurde der Umzug mit ihrer Familie das ganze Leben lang vorbereitet. Sie hatten von Anfang an alles in die Türkei investiert, es gab mehrere Woh-

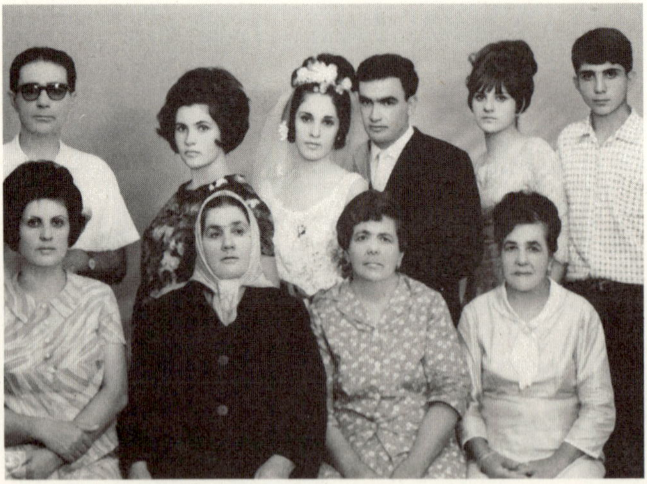

Die Hochzeit meiner Eltern

nungen. Sie hatten ein Heim für die Kinder gebaut, real investiert, wollten dort eine glückliche Familie sein, die zusammen ist, die zusammenhält. Und scheiterten.

Im Sommer 2022 besuchte ich meinen Onkel Ismet in der Türkei. Wir hatten uns 40 Jahre lang nicht gesehen.

Allein dass wir uns so lange nicht gesehen haben, zeigte mir, wie wenig Zusammenhalt es in meiner Großfamilie gab. Obwohl wir in den Sommerferien immer nach Mersin fuhren – das hörte allerdings auf, als ich Abitur machte und auszog, wieder ein Indiz dafür, dass der Umzug alles änderte –, blieb mein Onkel in Istanbul und kam nicht nach Mersin, um uns zu sehen.

40, 50 Jahre, das sagt sich so leicht. Mein Onkel ist jetzt über 70, als ich ihn das letzte Mal sah, war er ein junger Mann. Wir fahren zu seiner Wohnung, er lebt mit seiner Frau zusammen, mit der er zwei Kinder hat, dabei dachte ich immer, sie wären getrennt.

Wir haben sieben Stunden am Stück geredet. Er war sehr überrascht, an was ich mich alles erinnern konnte. An das Haus in Adana. Er selbst ging Anfang der 70er nach Istanbul, um zu studieren, in Adana habe ich ihn weder gesehen noch wahrgenommen. Er beschuldigt eine entfernte Tante, dass sie, als es meiner Mutter schlecht ging, meinem Vater eine neue Frau zuführte. Die »Schuldfrage«, wer für den Zustand meiner Mutter Verantwortung trägt, ist für ihn eindeutig: Mein Vater hat meine Mutter allein und im Stich gelassen, er bleibt dabei, auch als ich sage, mein Vater habe es lange versucht, aber irgendwann nicht mehr ausgehalten.

Immer wieder hatte meine Mutter »normale« Phasen, aber plötzlich brach ein Sturm aus. Seiner Meinung nach hat der Mann trotz aller Unwägbarkeiten bei seiner Partnerin zu bleiben, eine Option, wegzugehen, gibt es nicht. Er ist jedoch nicht verbittert, sondern empfindet tiefen Schmerz. Seine Schwester habe das nicht verdient, sie war ein so toller Mensch, sagt er. Und sie war Lehrerin, das war etwas ganz Besonderes. Mein Opa war nicht gegen die Heirat mit meinem Vater, aber er hatte etwas dagegen, dass sie nach Deutschland ging. Du hast einen Job, du hast hier eine gute Ausbildung, du kannst hier arbeiten, und in Deutschland musst du dich als Näherin verdingen. Es ist eine Schande. Und es ist auch falsch. Du kannst hier arbeiten, dein Mann kann hier arbeiten, und ihr könnt hier leben. Ist doch alles bestens. Was soll diese Deutschland-Nummer? Da gehen nur die hin, die es nötig haben. Die nehmen müssen, was sie kriegen können.

Meine Mutter wollte wohl nach der Grundschulausbildung noch weiter lernen, doch dann erkrankte sie, da war sie erst Mitte zwanzig. Eine Niere musste entfernt werden. Meine Mutter hatte also nur eine Niere. Die Option der Weiterbildung war damit vom Tisch.

Als meine Mutter sehr viel später in diesen religiösen Wahn abgedriftet ist, hat die Familie meiner Mutter das nicht verstanden. Sie sehen sich als Erben von Atatürk und haben mit Religion sehr wenig am Hut.

Dieser religiöse Wahn meiner Mutter hielt aber nur so lange an, wie sie in Deutschland lebte. Als sie allein zurück in die Türkei zog, legte sie auch das Kopftuch wieder ab, auch ein Indiz dafür, dass sie in den Kölner Moscheen eher Halt als Gott gesucht hatte.

Was war passiert, dass sie so abgedriftet ist? Vater hätte sie nicht verlassen dürfen. Das ist der Auslöser für meinen Onkel. Sie hatte keinen Halt, keine Bindung mehr. Meiner Mutter gibt er keinerlei Schuld. Sie war sehr sensibel. Sie war sehr aufmerksam. Sie war eher leise und in sich gekehrt. Ihre Schwester Nermin war die Draufgängerin und die Laute, die Ansagerin, die Macherin, und meine Mutter die Leise, Verschlossene.

War ihre Verschlossenheit nicht mit ein Grund, warum sie mit ihrem Leben nicht mehr zurechtkam? Ist es nicht viel schwerer, wenn man alles mit sich allein ausmachen muss?

Dr. Ali Kemal Gün erklärte mir, dass es einen Zusammenhang zwischen Migration und der psychischen Erkrankung gibt, aber nicht die Migration selbst mache die Menschen krank, sondern die Bedingungen, unter denen der Migrationsprozess abläuft. Migranten haben eine höhere Wahrscheinlichkeit, so zu erkranken. »Wenn ich sage, die Bedingungen, unter denen die Migration abläuft, meine ich die Arbeitsbedingungen, die Lebensbedingungen, die familiären Bedingungen sowie die sprachlichen und sozialen. Gekoppelt mit den Vulnerabilitätsfaktoren, d. h. der Verletzlichkeit und Sensibilität eines Menschen. Diese Vulnerabilitätsfaktoren sind sehr wichtig. Wenn ein Autounfall passiert, reagieren Menschen bei gleichen Bedingungen unterschiedlich darauf. Manche Menschen haben die Veranlagung zu erkranken.

Es gibt ein Drei-Stufen-Modell, auf der untersten Stufe steht die Vulnerabilität, das ist die Veranlagung, die können wir nicht verändern. Auf der zweiten Stufe steht der Stress. Stress haben wir immer, wir können Stress nie ganz abstellen, aber wir können ihn regulieren und reduzieren und Strategien entwickeln. Die dritte Stufe ist die psychische Erkrankung, oft ausgelöst durch Krisen. Die Krisen sind familiäre Krisen oder Arbeitslosigkeit, Drogen, Alkohol, also psychische Belastungsfaktoren. Aber es sind Stufen, d.h., ohne die erste Stufe gäbe es die dritte nicht.

Nehmen wir an, von 1000 arbeitslosen Menschen werden 100 Menschen krank. Der Auslöser ist die Arbeitslosigkeit, aber das ist nicht der Grund. Der Grund ist die vorhandene Vulnerabilität, die in dieser Krisensituation die Krankheit auslöst.

Es ist oft schwer herauszufinden, welche Stressfaktoren verantwortlich sind. Man kann sich minutiös mit der Biografie auseinandersetzen und mit den Freunden, mit den Bekannten, mit den Familienangehörigen sprechen. Dadurch kann man vielleicht Zusammenhänge herstellen. Aber ich rate den Angehörigen ab, nach den Gründen zu suchen und sich gegenseitig zu beschuldigen und sich selbst Vorwürfe zu machen.«

Tante Nermin, die Schwester meiner Mutter, mochte niemand in der Familie so wirklich. Ihr war egal, was andere von ihr dachten, sie war rücksichtslos. Meine Mutter war das Gegenteil, sie war sensibel und hat alles mit sich selbst ausgemacht.

Durch die vielen Gespräche habe ich mittlerweile folgendes Bild vor Augen: Ich sehe eher einen steten Tropfen, der den Stein ausgehöhlt hat. Es begann damit, dass meine Mutter, die Verschlossene, sich gegen den Willen ihrer Familie nach

Deutschland aufgemacht hat. In Deutschland musste sie einen Statusverlust erfahren. Dann kam die tragische Trennung von ihren Kindern, erst durch die Tagesmutter, dann durch die Betreuung in der Türkei. Dann das große Warten darauf, dass die Familie in die Türkei »zurückgehen« würde. Als die Kinder älter wurden, zogen sie aus, so schnell es ging. Die Gewalttätigkeit ihres Mannes den Kindern gegenüber, auch das wird ihr zugesetzt haben – oder es hat ihr zugesetzt, dass sie ihn agieren ließ. Schließlich der Umzug, als wir unsere Wohnung verlassen mussten, fing der religiöse Eifer an, sie trug Kopftuch und fuhr immer wieder in die Türkei, das war eine räumliche Trennung von meinem Vater. Der hat ihr immer wieder sagen müssen, sie solle zurück nach Deutschland kommen, sonst verliere sie ihre Aufenthaltserlaubnis, aber das war ihr egal.

Dann begann bereits der letzte Akt. Sie war felsenfest davon überzeugt, dass sie nicht krank ist. Dabei hat sie ständig halluziniert und Dinge behauptet, die frei erfunden waren. Sie ist immer wieder zum Bahnhof gefahren, um ihr Kind abzuholen. Bis 2006 lebte meine Großmutter noch. Sie wohnten zwar in unterschiedlichen Vierteln, aber meine Oma hat sie immmer besucht. Durch ihre Mutter hatte meine Mutter noch Halt. Später war sie auf sich gestellt, hatte nur noch die Nachbarin Emine.

Ja, mein Vater hatte irgendwann eine neue Frau, aber dem ging ein jahrelanges Alleinsein voraus. Er war da, hat auch immer gesagt, die Mutter muss zum Arzt, aber sie will nicht, sie akzeptiert das nicht. Es ist also genau das passiert, was Dr. Gün den Drehtürmoment nennt: Meine Mutter stand zu oft auf der anderen Seite der Tür, ohne es zu bemerken. Mein Vater war verzweifelt. Er hat die Frau, die er geliebt hat, verloren. Vielleicht ist das nur mein Wunsch, dass es so war. Ich weiß noch, dass er mir irgendwann sagte, er wolle nicht mehr allein sein.

Meine Mutter wollte auch nicht allein sein. Sie wollte, dass ihre Kinder und ihr Mann bei ihr sind. Der Wunsch ist verständlich, aber gleichzeitig war uns allen bewusst, dass die Ehefrau bzw. Mutter psychisch auffällig war.

Es gab also eine Vielzahl von Dingen, die dazu beigetragen haben, hinzu kam ihre Persönlichkeit, also die Vulnerabilitätsfaktoren: Sie war sehr sensibel und verschlossen, und sie hat nicht um und für ihre Kinder gekämpft. Als mein Onkel Ismet heiratete, hat sie zu ihm gesagt, eine Frau darf nicht arbeiten, eine Frau muss zu Hause auf die Kinder aufpassen. Ist das ein Hinweis auf ihre konservative Weltsicht? Oder ein Bedauern, weil sie beides nicht vereinen konnte? Es gab zu den Kindern dadurch keine Verbindung, die Beziehung war von Anfang an gestört.

Dann gab es den Wunsch zurückzukehren – als würde der Umzug die familiären Probleme mit einem Schlag lösen, als wäre die Familie in der Türkei geheilt worden.

Einmal wollten wir umziehen, doch das klappte nicht, weil wir einem Betrüger aufgesessen waren. Noch so eine Geschichte, die unglaublich klingt – dabei werden wir nicht die Einzigen gewesen sein, die übers Ohr gehauen wurden. Danach war die Hoffnung auf Rückkehr mehr oder weniger komplett zerstört.

Die Rückkehr: Die Kartons und Fatih kehren fast zurück

Im Sommer 1988 sollte der Traum von der Rückkehr tatsächlich umgesetzt werden. Allerdings betraf das im ersten Schritt nur die Kartonwand und mich, wir beide sollten schon mal vorfahren und dort alles regeln. Die Kartons sollten in die neue Wohnung in Mersin und ich, so der Plan, auf ein College, ein Internat in Izmir. Es war eines, auf dem auf Deutsch unterrichtet wurde und das lustigerweise meinen Vornamen trug: das Fatih-College. Es war für deutschsprachige Schüler:innen gedacht, vielleicht auch für jene wie mich, die aus Deutschland in die Türkei zurückkehren und die Deutsch auf jeden Fall besser schreiben können als Türkisch. Das war der Plan. Mir kam das sehr gelegen, es passte perfekt, denn ich hatte gerade die zehnte Klasse hinter mich gebracht und musste ohnehin entscheiden, wie es weiterging. Ich konnte in die Oberstufe wechseln, um mein Abitur zu machen, oder von der Schule abgehen und eine Lehre beginnen. Oder aber: Ich konnte in die Türkei »zurück«. Es war ein perfekter Gabelpunkt, an dem die Richtung, in die es weitergehen soll, neu bestimmt werden musste. Und den Weg in die Türkei fand ich richtig gut, schließlich hatte ich mir mein ganzes Leben angehört, dass wir von dort kommen, und mein ganzes Leben war ich darauf vorbereitet worden, dass das unser Land ist, in das wir nun endlich zurückkehren würden. Jedes Jahr waren wir im Sommer dorthin gefahren, hatten dort Zeit verbracht, das war kein Urlaub, sondern ein Familienbesuch, ein Heimatbesuch gewesen, das war ein Vorgeschmack auf das, was werden würde, wenn wir erst mal hier lebten. Und jetzt wurden endlich Nägel mit Köpfen gemacht: Ich kam eines Tages nach Hause und erhielt die Nachricht, dass wir jetzt zurückkehren würden. Es dauerte einen Moment, bis ich begriff, dass damit nur die Kartons und ich gemeint waren und dass der Rest der Familie Stück für Stück nachkommen würde. Aber ich fand die Idee, in der Türkei auf ein Internat zu gehen, sehr abenteuerlich, sehr aufregend und geradezu spektakulär, ein größeres Abenteuer hätte ich mir gar nicht vorstellen können, und es korrespondierte auch mit meinen Wünschen, als Türke in der Türkei zu leben, das war mit Sicherheit erheblich angenehmer und besser, als als Türke in Deutschland zu leben. Dachte ich.

Also lief ich erst mal durch die Gegend und erzählte meinen Freunden davon, dass ich jetzt in die Türkei gehen würde. Es herrschte bei uns allen eine große Abschiedsstimmung, das lag nicht nur daran, dass ich weggehen würde. Die zehnte Klasse bedeutete für uns alle ein Ende und gleichermaßen einen Neuanfang, einige wollten Abitur machen, andere eine Ausbildung, und ich absolvierte halt die Rückkehr in die Heimat. In der Praxis hieß das, dass ich mit einem Fotoapparat bewaffnet in der Schule umherlief und Bilder von meinen Freunden machte. In Gruppen, zu zweit, ich machte Bilder von meiner Schule, von den Freunden bei uns auf der Straße, im Viertel, hinten im Nippeser Tälchen, ich versuchte, alles irgendwie zu dokumentieren, und natürlich war ich auch traurig, traurig darüber, dass ich den Ort, an dem ich aufgewachsen war, jetzt verlassen musste, neben all der Freude gab es natürlich auch Trauer. Damals gab es weder Handys noch das Internet, man schrieb einander Briefe, um in Kontakt zu bleiben, und wenn man wegfuhr, war man weg. Telefonieren war sehr teuer, das wusste ich aus den Telefonaten meiner Eltern. Wenn die ab und zu mit Verwandten in der Türkei telefonierten, fiel immer der Satz: »Lass uns auflegen, es wird zu teuer!« Ich wusste, dass ich mit meiner Abreise den Kontakt nach Köln zu meinen Freunden, wenn überhaupt, dann nur per Brief halten konnte, und wem würde ich schon schreiben, oder umgekehrt: Wer würde mir schreiben? Deshalb habe ich mich in der Schule von den Lehrer:innen, von den Schüler:innen, von meinen Bekannten auf der Straße und von allen Leuten mit ziemlich großem Tamtam verabschiedet und ihnen mitgeteilt, dass ich nun für immer zurückkehren würde. Und damit war ich völlig einverstanden.

Der Plan war ausgetüftelt und sah so aus: Zusammen mit zwei befreundeten Familien wurde ein Lkw gemietet, das war preiswerter. Wir würden die Kisten und Kartons und ein paar Möbel in den Lkw laden, dann mit dem Auto in die Türkei reisen, dort alles aus dem Lkw entgegennehmen, in die Wohnung tragen, auspacken, hinstellen, dann mit mir weiter nach Izmir fahren, mich einschulen, und anschließend würden meine Eltern und mein Bruder zurück nach Deutschland fahren. Der erste Schritt der Rückkehr wäre vollzogen, der erste Schritt in Richtung Heimat wäre vollbracht. Dachten wir, doch es kam anders.

Es kam tatsächlich der Tag, an dem dieser Lkw vor unserem Haus stand, auf der Neusser Straße in Nippes. Wir trugen Kartons aus unserer kleinen Wohnung hinunter und verluden sie. Der Laster war sehr groß, und all die Kartons, die zu Hause eine Wand gebildet hatten, verschwanden in einer Ecke dieses Lkw. Dazu kamen noch ein paar neue Anschaffungen: Sofa, Sitzgarnitur, Hi-Fi-Anlage, Waschmaschine, Spülmaschine, kurz: Ein ganzer Hausstand, der in jahrelanger mühevoller Kleinarbeit von meinen Eltern und insbesondere von meiner Mutter zusammengetragen worden war, wurde nun verladen. Nachdem der Lkw die Ladung der anderen beiden Familien ebenfalls aufgenommen hatte, würde er sich auf den Weg in die Türkei machen. In ca. sechs Tagen sollten wir uns an der Grenze zwischen Bulgarien und der Türkei treffen, um alles zu verzollen, danach würde der Lkw die drei Familien anfahren und alles ausladen. Schluss, aus, Happy End.

Kurz nachdem der Lkw losfahren war, stiegen wir auch ins Auto und fuhren los gen Heimat. Mein Vater war zu der Zeit arbeitslos, mein älterer Bruder, der schon lange nicht mehr zu Hause wohnte, hatte noch seinen Job, nur ich war frei. Aber bald würden auch sie nachkommen und bleiben. Früh am Morgen stiegen wir in unser vollgepacktes Auto, den guten alten dunkelblauen Ford Taunus mit dem Dachgepäckträger, auf dem mehrere Koffer in blauen Müllsäcken festgezurrt waren. Mein damaliger bester Schulfreund kam noch zur Abfahrt mit dem Fahrrad angeradelt und winkte mir zum Abschied. Als wir losfuhren und er immer kleiner wurde im Fenster, hatte ich Tränen in den Augen. Als meine Familie das sah, machte sie sich über mich lustig, warum sie das gemacht hat, weiß ich nicht, ich fand's jedenfalls ziemlich schlimm oder, anders gesagt, recht unsensibel.

So fuhren wir los. Wir sollten in drei Tagen in der Türkei ankommen, und das taten wir auch. Drei Tage und 3000 km später, wie in jedem verdammten Jahr zuvor auch, kamen wir an der türkischen Grenze in Bulgarien an. Laut Plan hätte der Lkw jetzt ebenfalls an der Grenze sein und im allerbesten Fall auf uns warten sollen, doch es war kein Lkw weit und breit zu sehen, und so mussten wir auf ihn warten. Wir verbrachten ganze 14 Tage an dieser Grenze, doch der Lkw tauchte nicht auf. Immer wieder riefen wir bei der Spedition an und erhielten unterschiedliche Informationen darüber, was mit dem Lkw passiert war, und die waren nie gut: Hier ein Schaden, dort ein Problem, hier eine Verzögerung, da eine Schwierigkeit, ständig tauchten irgendwelche Hindernisse auf, die die Fahrt des Lkw verzögerten und uns weiter warten ließen. Diese andauernden schlechten Nachrichten zermürbten uns und trübten unsere Laune, das kann man sich leicht vorstellen. Es musste eine neue Lösung her: Wir wollten schon mal nach Mersin losfahren, denn da Mersin eine Hafenstadt ist, gibt es dort auch ein Zollamt. Der Lkw sollte nach Mersin fahren, und wir würden ihn dort durch den Zoll bringen. Mit gesenkten Köpfen und einem mulmigen Gefühl im Bauch fuhren wir weiter in unsere Stadt, die wunderschöne kleine Stadt Mersin am Meer. Aber auch dort ließ man uns warten, und es vergingen weitere zwei Wochen, von dem Lkw war immer noch nichts in Sicht. Die Nerven lagen inzwischen blank, keiner konnte verstehen, was los war. Zeit, um Urlaub zu machen, oder Zeit, um mich nach Izmir in die Schule zu bringen und anzumelden, hatte keiner. Wie willst du auch wegfahren, wenn du im Glauben bist, dass dieser verdammte Lkw praktisch jeden Moment auftauchen kann? Andererseits wäre es natürlich möglich gewesen, mit meiner Mutter mit dem Zug nach Izmir zu fahren und mich an der Schule anzumelden, sie hätte ja anschließend wieder zurückfahren können. Das sage ich aus heutiger Sicht, meine Mutter war damals sicherlich noch nie mit dem Zug gefahren und hätte sich das nicht zugetraut. Inzwischen drängte die Zeit, mein älterer Bruder musste zurück, ebenso mein Vater, da er sich zu einem bestimmten Zeitpunkt wieder in Deutschland einfinden und melden musste.

Nach unglaublich langen sechs Wochen tauchte der Lkw dann tatsächlich in Mersin auf. In einer ungeheuer schnellen Hauruck-Aktion wurden unsere Habseligkeiten durch den Zoll gebracht, danach in unserer Wohnung ausgeladen, nur blieb zum Auspacken und Einräumen keine Zeit mehr. Da wir die Koffer gar nicht erst ausgepackt hatten, fuhren wir am nächsten Morgen – es war ein Mittwoch – wieder los gen Köln, da sich mein Vater bis 12:00 am Freitag beim Arbeitsamt zurückgemeldet haben musste.

Später fanden wir heraus, was mit dem Lkw tatsächlich passiert war. Es ist so banal wie peinlich, denn die Firma, die den Transport übernommen hatte, hat den Lkw in Köln stumpf warten lassen. Sie hatten noch ein paar Kubikmeter Platz und wollten auch diesen Platz noch vergeben. Das wäre auch kein Problem gewesen, wenn sie uns nicht irgendwelche Märchen erzählt hätten, von Motorschaden bis hin zu Fahrerproblemen und was sie sich sonst noch alles aus den Fingern gesogen haben. Es war schlicht nicht nötig, dass unser Aufenthalt an der Grenze zu einem nervenaufreibenden Krimi wurde. Mein Vater, der zu dem Zeitpunkt arbeitslos gemeldet war, hatte vom Arbeitsamt eine Genehmigung für drei Wochen bezahlten Urlaub, er konnte den Urlaub dann um weitere drei Wochen verlängern, aber am Ende der drei Wochen musste er beim Arbeitsamt persönlich vorsprechen, um die Wahrung seiner Ansprüche geltend machen zu können.

In einem Affenzahn rasten wir über die Autobahnen, von der Schule war keine Rede mehr, der Schock saß uns tief in den Gliedern, keiner konnte begreifen, was passiert war. Wir kamen tatsächlich Freitagvormittag in Köln an. Mein Vater schraubte den Dachgepäckträger ab, setzte uns zu Hause ab und fuhr weiter zum Arbeitsamt. Und das war meine Rückkehr von der Rückkehr, quasi so etwas wie der Ausstieg vom Ausstieg. Als die Schule wieder losging, spazierte ich hinein und sagte: »Hallo, da bin ich wieder!«, und machte drei Jahre später mein Abitur.

Seitdem habe ich nie wieder daran gedacht, in die Türkei »zurückzukehren«. Ich denke immer wieder daran, eine Zeit dort zu verbringen, gerne auch etwas länger, aber dort leben, für immer, das möchte ich nicht, das könnte ich auch nicht: Ich würde Köln vermissen, ich würde Deutschland vermissen, ich würde sehr vieles aus meiner Heimat vermissen.

Was hat das mit meinen Eltern gemacht? Die kürzeste und ehrlichste Antwort lautet: Ich weiß es nicht. Es wurde bei uns zu Hause, nachdem diese »Rückkehr« missglückt war, nicht darüber gesprochen, weder wurden wir Kinder über die Beweggründe zu bleiben informiert, noch wussten wir, was vorgefallen war. Den Grund erfuhr ich, als sich mein Vater mit anderen unterhielt und den geplatzten Umzug thematisierte. Es war wie so oft in unserer Familie: Kommunikation fand nicht statt. Ob meine Mutter besonders unter der Situation gelitten hat, weiß ich auch nicht, aber wenn ich mir vorstelle, wie wichtig es ihr war, dass ich auf diese deutschsprachige Schule in Izmir gehe, kann ich mir vorstellen, dass sie auch sehr enttäuscht gewesen ist. Das mag auch ein Steinchen im Mosaik ihres psychologischen Ungleichgewichts gewesen sein.

Der Kiosk

Mein Vater nahm Ende der 80er-Jahre das Angebot der Ford-Werke, einen Aufhebungsvertrag zu schließen und mit einer Abfindung den Betrieb zu verlassen, an. Zu diesem Zeitpunkt hatte er schon über zwanzig Jahre dort gearbeitet, und die Fabrik suchte nach Möglichkeiten, die Anzahl der Mitarbeitenden weiter zu reduzieren. Zum einen war die Auftragslage rückläufig, zum anderen wurde die Produktion immer weiter automatisiert, sodass der Betrieb ein gesteigertes Interesse daran hatte, die Belegschaft abzubauen. Mein Vater war einer der Mitarbeiter, die das Angebot annahmen. Schließlich bereiteten wir uns gerade auf unsere Rückkehr in die Türkei vor, da kam die Finanzspritze sehr gelegen, und mein Vater hätte ohnehin gekündigt. Nachdem die lang geplante Aktion aber gescheitert war und wir uns alle zusammen in Köln wiederfanden, war mein Vater arbeitslos. Ein Zustand, der ihm völlig unbekannt war. Während mein älterer Bruder an seine Arbeit zurückkehrte, ich in die Oberstufe ging, um mein Abitur zu machen, saß mein Vater zu Hause und suchte nach Beschäftigung. Unser Auto stand jetzt immer mal wieder im Hof vor der Garage, mein Vater werkelte ein wenig daran herum, er versuchte, sich Aufgaben zu suchen, aber eigentlich wollte er richtig arbeiten. Ich weiß nicht, wie er auf diese tollkühne Idee kam, aber eines Tages verkündete er meiner Mutter und mir, dass er einen Kiosk kaufen wolle. Er hatte Zeitungen studiert und Anzeigenblätter auf der Suche nach einer Beschäftigung durchforstet, und das war nun das Ergebnis: Mein Vater wollte einen Laden führen.

Dann fand er eine entsprechende Anzeige, und wir fuhren alle zusammen zu dem frei werdenden Kiosk. Der Laden war relativ groß, circa 50 m^2, so groß wie unsere gesamte Wohnung. Er hatte einen Verkaufsraum, einen Lagerraum und einen Aufenthaltsraum. Die Ablöse war sehr niedrig, da der Betreiber den Kiosk ziemlich heruntergewirtschaftet hatte, das einzig Gute war die Lage. Das Geschäft selbst war karg, die Regale leer, dementsprechend waren auch die Tagesumsätze eher bescheiden. Aber mein Vater sah die Möglichkeit, daraus ein gut laufendes Geschäft zu machen, die günstige Übernahme, die überschaubare Miete plus das Potenzial, das in dem Kiosk steckte, immerhin befand er sich mitten in einem Wohngebiet, und es gab weit und breit keinen weiteren Kiosk, stimmten ihn positiv, und er übernahm diesen Laden.

Mit der Übernahme veränderte sich unsere Familienstruktur komplett, es gab kein gemeinsames Abendessen mehr, kein gemeinsames Frühstück, kein Wochenende. Von morgens 6:30 Uhr bis abends um 23:00 Uhr musste nun ein weiteres Familienmitglied betreut werden: unser Kiosk. Einer musste immer im Laden stehen, meistens mein Vater, aber wenn eingekauft werden musste oder er sich einfach mal zu Hause ausruhen wollte, musste das eben jemand anderes übernehmen. Ich will nicht den Eindruck aufkommen lassen, dass mich das gestört hätte, ganz im Gegenteil, ich fand es großartig. Mein älterer Bruder kam etwa zur gleichen Zeit auf die Idee, einen Kiosk in Nippes aufzumachen, und ehe wir's uns versahen, war aus uns eine Familie mit zwei Kiosken in Köln geworden.

Mein Vater hat den Laden richtig aufgepäppelt, das Sortiment um Zigaretten, Süßigkeiten, Getränke und alles, was das Herz begehrt, erweitert, er hat sogar eine Zeit lang versucht, Zeitungen zu verkaufen, aber der Aufwand war zu groß und der Ertrag zu klein. Es blieb bei Getränken, Süßigkeiten und Zigaretten, das war das Kerngeschäft, mit der Zeit kam noch eine Wand mit Lebensmitteln dazu, da immer wieder nach Eiern, Milch oder Kaffee gefragt wurde, und so entstand eine Art Notfall-Mini-Markt mit Kondensmilch oder Dosenravioli, Toastbrot und Kaffeefiltern. Das Geschäft lief gut, die Familie war beschäftigt, jeder hatte seine Aufgabe, aber das Familienleben, wie wir es gewohnt waren, war zum Erliegen gekommen. Was mich nicht störte. Mein Vater hatte aus dieser kalten, leeren, trostlosen Bude ein florierendes Büdchen gemacht, das anfangs noch einen überschaubaren zweistelligen Tagesumsatz erzielte, in kurzer Zeit aber einen vierstelligen Umsatz abwarf. Alles lief wirklich gut, bis meine Mutter eines Tages anfing, Stress zu machen. Sie hielt meinem Vater plötzlich vor, er würde was mit den Kundinnen anfangen, was wirklich mehr als absurd war, denn unsere Kunden hatten nur Zigaretten und Bier, Süßigkeiten und Schokolade, Eis und Getränke im Sinn. Ich fand diesen Gedanken nicht nur total abwegig, sondern auch lustig, dass meine Mutter tatsächlich glauben konnte, dass mein Vater in dem Laden mit irgendeiner Kundin etwas anfangen könnte – leider war es weniger lustig als traurig.

Denn meine Mutter ließ nicht locker. Es ging so weit, dass sie meinen Vater dazu zwang, den Kiosk zu verkaufen. Ich erinnere mich noch wie heute daran, wie mein Vater vor ihr stand und ungläubig ausrief, dass ihre Anschuldigungen blanker Irrsinn seien und es noch viel irrsinniger wäre, dieses florierende, gut laufende, gewinnbringende Geschäft zu veräußern. Er versuchte, sie von ihrer Forderung abzubringen, indem er auf unsere wirtschaftliche Lage hinwies, die richtig gut geworden war, und ihr sagte, ein Verkauf wäre unser Untergang. Meine Mutter jedoch, für keine Argumente zugänglich, drohte ihm, dass sie es sich nicht länger anschauen würde, mein Vater musste den Kiosk verkaufen. Ich will es ihm nicht vorhalten, er willigte um des lieben Friedens willen in den Verkauf des Ladens ein, und es kam, wie es kommen musste: Das war keine gute Entscheidung. Danach hat er verschiedene Jobs gemacht, er war eine Zeit lang Gas- und Wasserinstallateur, aber die Ehe hat der Verkauf des Kiosks nicht gerettet.

Offenbar hat sich meine Mutter durchgesetzt – wider jegliche Vernunft. Rückblickend sehe ich die fixe Idee, dass man Vater eine Geliebte hat, als Vorboten ihrer psychischen Erkrankung.

Emine

Zu Emine hatte ich bis zum Tod meiner Mutter immer nur sporadisch Kontakt gehabt. Sie rief alle paar Monate an, und immer, wenn ich ihren Namen auf dem Display sah, bekam ich einen Schreck. Es waren Anrufe aus einer Welt, die mich immer schwer atmen ließ. Fast immer stand meine Mutter neben Emine, und Emine brauchte mich zur Beruhigung oder als Zeugen. Meistens hatte meine Mutter vorher frei vor sich hin fantasiert, wie zum Beispiel, dass sie mich gerade auf der Straße gesehen hätte oder dass ich irgendwo in der Nähe arbeiten würde oder irgendeine Wohnung gekauft hätte. Das Gleiche behauptete sie über meine Brüder oder meine Onkel. Und Emines letztes Mittel war dann, mich anzurufen, damit ich meiner Mutter sagen konnte, dass ich nicht vor Ort, sondern in Deutschland war. Manchmal fragte sie dann, wo ich denn wäre, und ich sagte dann, in Köln, in der Stadt, wo wir aufgewachsen sind, und dann wollte sie wissen, was ich denn dort machte. Wenn ich ihr sagte, dass ich am Theater arbeite oder unterwegs sei und Auftritte habe, wusste ich im selben Moment, dass sie überhaupt kein Bild von dem hatte, was ich ihr gerade erklärte. Sie stellte weitere Fragen, wann ich denn kommen würde und wir uns sehen würden. Ich musste ihr jedes Mal erklären, dass ich das jetzt nicht so genau sagen könne und ich ihr Bescheid sagen würde und ich mich jetzt schon auf sie freuen würde. Dann kam Emine wieder ans Telefon, und wir sprachen kurz, dass es gut sei, dass sie mich angerufen habe, und sie das jederzeit machen solle und dass ich ihr sehr dankbar sei.

Diese Anrufe zwangen mich jedes Mal in die Knie. Meine Mutter war psychisch krank und in Mersin allein, wir bürdeten einer Nachbarin diese Last auf, und ich konnte daran nichts ändern. Ich konnte nicht bei ihr sein, sie konnte nicht bei mir sein, das war schlicht nicht möglich.

Diese Situation war dennoch auch für mich unerträglich und drückte mich und meine Laune in den Keller. Und die einzige Flucht aus dieser Gefühlswelt war, alle schlimmen Gedanken wegzuschieben, alles abzuschütteln, zu verdrängen und weiterzugehen und einfach nicht daran zu denken.

Dass sie wirklich nicht bei mir sein konnte, fing schon damit an, dass es keine rechtliche Grundlage mehr für sie gab. Sie hatte zwar jahrzehntelang in Deutschland gelebt, hier drei Kinder zur Welt gebracht, die weiterhin hier leben und arbeiten und Steuern zahlen und Mitglieder dieser Gesellschaft sind, aber das bedeutete nichts. Die Rechtslage bietet für solche Fälle keine Lösung. Wer keinen deutschen Pass besitzt und sich länger als sechs Monate außerhalb der Bundesrepublik aufhält, verliert seine Aufenthaltserlaubnis und darf nicht mehr rein. Oder nur als Tourist:in für maximal drei Monate.

Doch abgesehen von der rechtlichen Grundlage wäre es auch sonst äußerst schwierig geworden: Meine Mutter musste gepflegt und betreut werden, war aber gleichzeitig extrem autark und selbstständig. Sie konnte im Großen und Ganzen für sich sorgen.

Hier eine adäquate Lebenswelt zu bieten, wäre mir nicht möglich gewesen, sie sprach so gut wie kein Deutsch, und ich hätte mir eine private Pflege nicht leisten können. Da sie sich weigerte, zum Arzt zu gehen, gab es keine Geldtöpfe. Und ich hätte meine Familie, meine damalige Frau und meine Tochter, nicht mit ihr belasten können. Ich selbst war berufsbedingt einfach zu viel unterwegs. Heute weiß ich, dass diese Gründe wahrscheinlich eine weniger große Rolle gespielt hätten, wenn ich ein anderes Verhältnis zu ihr gehabt hätte. Der Beziehungsabbruch in der frühen Kindheit, ihre Unsichtbarkeit und Indifferenz in meiner Jugend hatten ihre Spuren hinterlassen, die ich mit rationalen Gründen zu überdecken versuchte. Mein schlechtes Gewissen meldete sich immer wieder, aber ich beruhigte mich mit dem Gedanken, dass es ja schließlich auch noch zwei weitere Söhne, also meine Brüder, sowie ein paar Onkel in der Türkei gab, ich war also nicht als Einziger zuständig.

Ich rief Emine Anfang 2022 an. Ich hatte mich darauf vorbereitet, dass ich ihr erklären müsste, wer ich bin und was ich wolle, aber das war gar nicht nötig. Sie sagte nur: »Hallo, Fatih, natürlich weiß ich, wer du bist.«

Ich erklärte ihr den Grund meines Anrufs. Sie verstand sofort. Und sie könne mir gerne Auskunft geben, schließlich habe sie meine Mutter die letzten zwölf Jahre begleitet. Als sie aussprach, dass es zwölf Jahre gewesen waren, wurde mir klar, dass ich die Länge der Zeitspanne völlig falsch abgespeichert hatte.

Und dann nahm sie den Ball auf und führte aus, dass das für sie alles auch sehr heftig gewesen sei und dass sie natürlich gerne darüber reden wolle. Ich lief bei ihr offene Türen ein und beschloss, zu ihr zu fahren.

Ich wusste, dass das eine schwierige Reise werden würde, aber ich musste sie machen. Und als ob sie das gehört hätte, stellte sie mir eine Frage: »Fatih Abi, ich kann dir das alles detailliert erzählen, und es ist wirklich nicht schön, aber die Frage ist doch: Bist du überhaupt schon so weit?« Ich wusste nicht, was ich sagen sollte, und sagte dann ganz einfach nur *inşallah*.

Ich habe sie getroffen, als ich im Frühling 2022 in die Türkei fuhr. Wir haben lange geredet. Sie wusste genau, worum es mir ging. Sie kennt in ihrem Umfeld Menschen, die nach der Migration nach Deutschland psychische Probleme bekamen, einige begingen später Suizid.

Bevor ich die Geschichte meiner Mutter aus Emines Perspektive schildere, möchte ich kurz ihre Geschichte erzählen. Sie wurde mit Berkan verheiratet, und das war eine klare Zweckgemeinschaft. Berkan war von Kindheit an krank, er hat eine Art Parkinson, wir haben ihm früher Medikamente aus Deutschland mitgebracht. Berkan war damals schon unser Nachbar in Mersin, doch wir sind auch familiär mit ihm verbunden: Mein Onkel hat seine Schwester geheiratet.

Emine war ein einfaches Mädchen aus dem Dorf, und sie wurden zusammengeführt: Sie hatte durch ihn einen Lebensstandard, und er hatte jemanden, der ihn unterstützt. Ich weiß, dass gerade in Deutschland beim Thema arrangierte Ehe die Alarmglocken schrillen und der moralische Zeigefinger in die Höhe schießt. Es war aber keine Zwangsehe, sondern eine Zweckehe, d.h. eine Gemeinschaft, von der beide profitieren. Eine Liebesheirat muss man sich leisten können.

Am Anfang unseres Gesprächs fragte Emine mich: »Versteh mich bitte nicht falsch, aber bist du nicht total einsam in Deutschland? Du hast doch kaum Familie dort, es gibt keinen Zusammenhalt.« Sie wartete die Antwort gar nicht ab, sondern sagte: »Warum willst du das alles über deine Mutter eigentlich jetzt wissen? Warum beschäftigst du dich jetzt damit?« Ich antwortete, dass ich seit dem Tod meiner Mutter eine Einsamkeit gefühlt und erfahren habe, die auch mit dem Verlust des Türkischen, also der türkischen Seite meiner Familie, zusammenhängt. Dass ich versuche, mit Menschen zu sprechen, mit denen wir früher Kontakt hatten, um herauszufinden, ob die Krankheit meiner Mutter mit der Migration zusammenhängt, d.h., ob

Migration Schuld trägt an psychischer Erkrankung. Oder ob die Gründe eher in der Familie zu suchen sind, also in der Familienstruktur und in ihrer Geschichte liegen. Das hängt wahrscheinlich alles irgendwie zusammen, ich sehe es aber als meine Aufgabe an, das alles zu betrachten, weil es auch wichtig ist für mein Leben.

Emines Mann Berkan hat eine klare Meinung, wie es zur Krankheit meiner Mutter kam. Schuld ist mein Vater. Der habe sie hintergangen, betrogen, ihr das Herz gebrochen, und da sie an ihm hing, kam sie damit nicht klar. Aha, er denkt wie mein Onkel, wer verlässt, trägt Schuld. Was mich an dieser Geschichte noch mehr stört als die Einfachheit, ist, dass da einer zum Sündenbock gemacht wird. Mein Vater der Täter, meine Mutter das Opfer. Er hat eine neue Frau, meine Mutter ist tot. Die neue Frau hatte er schon, als sie noch lebte. »Wenn jemand krank wird, dann hast du verdammt noch mal die Pflicht, zu pflegen und zu helfen und zu stützen. Warum ist deine Mutter ohne ihn in die Türkei gekommen? Warum hat er sie gehen lassen?«

Das ist mir alles ziemlich aufgestoßen. Meine Mutter hat sich im Laufe der Zeit immer mehr verändert. Sie führte Selbstgespräche, sie verfiel in einen religiösen Wahn – ich habe die Symptome bereits beschrieben. Mein Vater hat ihr über eine lange Zeit die Stange gehalten. Sie wollte nicht zum Arzt, sie sah nicht ein, dass sie Hilfe brauchte. Es gab schlimme Szenen, in denen meine Mutter meinen Vater angriff, ihn würgte. Sie hat ihn beschimpft und attackiert. Ich sehe es eher so, dass mein Vater es lange versucht hat. Und als sie in die Türkei ging und er in Deutschland blieb, haben sie keine Zeit mehr zusammen verbracht, weil es einfach nicht mehr ging.

Nur warum? Was war der Auslöser für diese Verhaltensänderung? War es vielleicht der Auszug der Kinder? Die Strenge in der Familie? Ich erinnere mich wieder an den Moment, in dem mein Vater weinend zu Hause sitzt und sagt, meine Mutter habe ihn angewiesen, uns zu schlagen. Sie hatte eine sehr bestimmende und dominante Art, gleichzeitig war sie still und verschwiegen, aber dann wieder klar und entschieden. Hier in der Türkei galt meine Mutter als äußerst eloquent, äußerst kultiviert, äußerst informiert, äußerst gepflegt, wenn sie nicht gerade ihre Aussetzer hatte, in denen sie herumgeschrien hat. Es gab diese Seite an ihr: Sie hatte Ideen und Vorstellungen, interessierte sich für Politik, Gesellschaft und Religion, sie konnte Impulse geben und hörte zu – bis es klack machte. Ich weiß nicht, ob sie schizophren war, ich weiß nur, dass in ihrem Umfeld in der Türkei jeder von ihrer Krankheit wusste und meinen Vater dafür verantwortlich machte. Es gab viele Gerüchte, denn alle bekamen es mit: Das ist das Haus mit der Frau, die immer auf dem Balkon steht und rumschreit. Der geht es nicht so gut, die Kinder sind in Deutschland und besuchen sie nicht, ihr Mann hat sie verlassen und kümmert sich nicht.

Als die Hausgemeinschaft sie raushaben wollte, ist mein Bruder in die Türkei gefahren und hat sie ins Krankenhaus gebracht. Die Ärztin hat dann gesagt, sie sei vielleicht verhaltensauffällig, aber sie könne sich versorgen, und es wäre vielleicht lästig und störend, dass sie brüllend auf dem Balkon steht, aber das sei alles kein Verbrechen und kein Grund, um jemanden einzuweisen oder abzutransportieren. Daraufhin hat mein Bruder in der Eigentümerversammlung auf den Tisch gehauen: Sie wohnt in ihrer eigenen Wohnung. Und wenn es irgendwem nicht passt, kann der oder die ausziehen. Danach ist er wieder abgereist. Und Emine konnte sich kümmern.

Ein- bis zweimal im Monat ist meine Mutter in den Zug gestiegen, um nach Adana zu fahren, was sie dort machte, weiß keiner, ihre Rente holte sie von der staatlichen »Ziraat Bankasi« ab. Emine ist ab und zu mitgefahren, um meine Mutter zu beschützen.

Als Emine an Tuberkulose erkrankte, klingelte meine Mutter an ihrer Tür, um Essen und Tee zu bringen. Da sich Emine in dieser Zeit nicht richtig um sie kümmern konnte, beobachtete sie vom Balkon aus, wie meine Mutter in den Laden gegenüber zum Einkaufen ging, wie sie sich unterhielt, wie sie dann in die Apotheke ging, sich wieder unterhielt – es war alles sehr normal und gut. Meine Mutter brachte ihre Sachen in die Reinigung, ging zum Friseur, ließ sich die Haare färben. Sie legte in dieser Phase viel Wert auf ihr Äußeres, war schick und elegant. Was sie einmal trug, trug sie am Tag drauf nicht mehr.

Dann musste Emine ins Krankenhaus, und als sie wieder zu Hause war, musste sie ein paar Tage das Bett hüten und konnte nicht auf den Balkon gehen, um zu sehen, was meine Mutter machte. Meine Mutter klingelte nicht, brachte kein Essen und erkundigte sich nicht nach ihr. Irgendwann ging es Emine besser. Es war im September 2017. Im Haus tauchten vermehrt Fliegen auf, es wurde langsam zur Plage. Als sie vom Balkon aus mit dem Ladenbesitzer von gegenüber sprach, fiel ihr ein Geruch auf. Doch der Müll war abgeholt worden. Am nächsten Tag war es schlimmer, sie dachte, ein Tier wäre verendet.

Sie hatte meine Mutter lange nicht gesehen, deshalb rief Emine im Laden gegenüber an, ob meine Mutter in den letzten Tagen dort gewesen sei, und als man ihr sagte, nein, sie wäre nicht da gewesen, dachte Emine zunächst, meine Mutter sei nach Adana gefahren und hätte nicht zurückgefunden.

Dann klopften sie und ihr Mann an der Tür meiner Mutter, die Tür ließ sich einen Spalt öffnen, der Geruch kam von dort.

Sie riefen die Polizei und den Krankenwagen. Emine musste sie identifizieren, wurde dabei ohnmächtig und hat sie dann später in der Autopsie erneut identifizieren müssen. Wieder wurde sie ohnmächtig. Meine Mutter hatte vier Tage tot in ihrer Wohnung gelegen.

Tante Melike

Tante Melike ist die Schwester von Berkan, dem Mann von Emine, und die Frau meines Onkels Fuat. Sie ist Ende 60 und gibt, wie alle anderen, die Schuld für den Zustand meiner Mutter meinem Vater. Sie spricht es nicht offen aus, sondern verpackt ihren Unmut in suggestiven Fragen.

Als meine Mutter zum ersten Mal verschleiert mit uns in Mersin ankam, konnte meine Tante Melike die plötzliche Verwandlung nicht nachvollziehen, sie wollte wissen, was passiert sei, doch meine Mutter gab ihr nur ausweichende Antworten. Lustigerweise erkannte ein Nachbar meine Mutter nicht, sondern dachte, sie sei die Mutter meines Vaters: Meine Mutter nahm daraufhin das Kopftuch ab. Eitelkeit vor Religion.

Das Kopftuch meiner Mutter als sichtbare Veränderung all ihrer Überzeugungen schlug in der Familie in Mersin ein wie eine Granate. Alle fragten sie, was passiert sei, alle fragten nun mich, was passiert sei. Mit mir hat meine Mutter nie darüber gesprochen, ich aber auch nicht mit ihr.

Meine Tante erzählt, dass sie einen alten Herd behalten habe, nur weil es ein Geschenk von meinem Vater gewesen sei. So sehr habe sie meinen Vater geliebt. Ich kann dem nicht folgen, halte das für eine Glorifizierung. Meine Mutter wollte immer in der Türkei sein, sie hat es nie verwunden, dass wir unsere »Rückkehr« nicht vollzogen haben.

Meine Tante sagt, dass es für meine Mutter eine riesige Enttäuschung gewesen sei, dass mein älterer Bruder die Schule nicht zu Ende gemacht hat, weil er so früh eine Beziehung zu einem deutschen Mädchen eingegangen sei und arbeiten musste. Dass auch mein kleiner Bruder nicht weiter zur Schule gegangen ist, habe ihr sehr wehgetan. Mein kleiner Bruder hat eine Ausbildung als Einzelhandelskaufmann in einem Laden gemacht und diesen Laden später übernommen – eine schöne Erfolgsgeschichte, die aber offenbar nicht zählte.

Sie war eine Perfektionistin und wollte, dass wir Kinder Abitur machen und studieren. Diesen Wunsch habe nur ich ihr erfüllt, auch wenn ein Schauspielstudium wahrscheinlich nicht zählt. Aber wie schwer wiegt die Enttäuschung? Und sind Kinder wirklich dafür da, die Wünsche der Eltern zu erfüllen?

Der Auszug ihrer Kinder war für sie ungewollt und kam zu früh, ihr eigener Auszug aus dem Nest – kein schönes Nest, aber ein über Jahre gewachsenes Nest – war eher ein Rauswurf, als die Wohnung saniert wurde.

Meine Tante will wissen, warum meine Mutter in all der Zeit die deutsche Sprache nicht gelernt hat. Sprache ist immer ein Schlüssel, im Türkischen gibt es den Spruch »bin Iisan bir Insan«, jede Sprache ist ein Mensch, und je mehr Sprachen du sprichst, desto mehr Menschen vereinst du in dir. Meine Mutter legte immer Wert darauf, dass wir Deutsch lernen, dass wir auch deutsche Freunde haben, dass wir so viel wie möglich mitbekommen und uns bilden, umso verwunderlicher ist es, dass sie die deutsche Sprache nie gelernt hat. Warum das so ist, habe ich lange nicht hinterfragt.

Auf den ersten Blick erscheint es als plausibel, dass man die Sprache nicht lernt, weil man zurückkehren wird. Aber die baldige Rückkehr hat sich spätestens mit der Einschulung von uns Kindern von einer kurzfristigen über eine mittelfristige hin zu einer zeitlich nicht absehbaren Perspektive entwickelt. Meine Mutter wollte vielleicht sogar Deutsch lernen, aber mein Vater war von der Idee, dass meine Mutter einen Sprachkurs besucht, nicht begeistert. Zu Hause gab es ein paar Bücher, mit denen mein Vater in der ersten Zeit Deutsch gelernt hat, und er war der Meinung, sie könne jetzt ebenfalls mithilfe dieser Bücher lernen, alles andere könne er ihr beibringen. Nach dem Motto, Hauptsache, du musst nicht irgendwohin und andere Leute treffen, aber genau das ist ja der Mehrwert eines Kurses, dass man in einer Gruppe lernt, gemeinsam Fehler macht, die verbessert werden, und Kontakte knüpft, vom Spaß an der Sache ganz zu schweigen. Vielleicht war ihm die Selbstständigkeit, die der Spracherwerb mit sich bringen würde, ein Dorn im Auge. Mich wundert es im Nachhinein sehr, dass sie – gerade weil sie Grundschullehrerin war – die Sprache nicht gelernt hat, vielleicht hatte sie auch innere Widerstände, weil das einer Anerkennung des Provisoriums als Zustand war, und die Haltung meines Vaters kam ihr ganz recht. Das sind alles Spekulationen.

Wie sah es aber mit der Haltung in der damaligen Politik und Wirtschaft aus? Welche Maßnahmen gab es, um den Menschen, die in großer Zahl nach Deutschland gekommen waren, die Sprache beizubringen und somit Teilhabe zu ermöglichen? Es ist nicht leicht, Belege von offizieller Seite für die Sprachkompetenz der Arbeitsmigrantinnen zu finden, ich musste lange suchen, bis ich auf diesen Text gestoßen bin: »Erfahrungen, Probleme und Lerninteressen türkischer Hausfrauen in der Bundesrepublik« von Birgit Pfänder und Lothar Schneider aus dem Jahr 1983. Aus der Studie geht hervor, dass vor allem Frauen, die nach ihren Männern nach Deutschland migriert waren, die vor allem Hausfrau und Mutter sind, beschult werden sollten:

»Die Ehemänner der befragten Frauen leben zu 73 % länger als zehn Jahre in der Bundesrepublik; die meisten arbeiten als ungelernte beziehungsweise angelernte Arbeiter: ungelernt 42 %, angelernt 16 %. Jeder vierte als Facharbeiter, eine höhere Qualifikation beziehungsweise berufliche Stellung haben nur die wenigsten, der Anteil der Arbeitslosen ist relativ gering mit 4 %.«

Mein Vater war einer dieser Vierten.

»Alle befragten Frauen haben ein Kind oder mehrere Kinder unterschiedlichen Alters. 19 % der Frauen haben ein Kind, 30 % zwei Kinder, 21 % drei Kinder, vier und mehr Kinder haben 30 % der Frauen.«

Meine Mutter gehörte damit zu den 21 %.

Anfang der 80er-Jahre, mehr als zwanzig Jahre nach dem Anwerbeabkommen, wird allen klar gewesen sein, dass es ein auf diese Gruppe abgestimmtes Sprachprogramm geben muss – gerade für die Ehefrauen. Die Situation der Frauen war bekannt und wird in diesem Buch klar umrissen:

»Aufgrund ihrer Isolation ist es verständlich, wenn sie sich auch im Vergleich zu anderen Familienmitgliedern gefühlsmäßig stärker an ihrem bisherigen Leben im Herkunftsland orientieren, an traditionellen Normen und Wertvorstellungen festhalten, an dem Wunsch zur baldigen Rückkehr festhalten, auch wenn dies nicht der Realität entspricht.

Solange sie keinen Impuls bekommen, sich aktiver in ihrer deutschen Umwelt zu orientieren, werden sie in dieser Haltung verharren müssen; von Seiten der Familie erfahren sie nur selten motivierende Unterstützung. So leben sie in einer Situation, die ihre psychischen Probleme, das Auftreten psychosomatischer Erkrankungen, nur allzu verständlich macht.«[18]

Es ist interessant, dass hier klar benannt wird, welche Auswirkungen die fehlende Integration auf das Lebensgefühl dieser

Gruppe hatte. Doch mehr als das, denn Krankheit und Isolation dieser Gruppe haben Auswirkungen auf die ganze Gesellschaft, doch diese Zusammenhänge wurden in den Achtzigern nicht ernst genommen.

Die Studie zeigt weiterhin auf, wie wichtig es ist, dass der Deutschunterricht sich an den Bedürfnissen der einzelnen Gruppen orientiert und dass das Prinzip »ein Unterricht für alle« nicht funktioniert: »Differenzierung nach Herkunftsland, Herkunft, Sprache, Art der Sozialkontakte, Kenntnis der Muttersprache, Qualität der Lernerfahrungen, Tätigkeit im Beruf und im Haushalt ist erforderlich, um den besonderen Erfordernissen im Lernziel der jeweiligen Gruppen gerecht zu werden.«

»In den Familien ist es in fast allen Fällen die Frau, die am wenigsten Deutsch spricht. Am besten sprechen die Kinder, auch dann, wenn sie erst im Rahmen der Familienzusammenführung im Alter zwischen 16 und 18 Jahren in die Bundesrepublik gekommen sind. Die Kinder, die deutsche Schulen besuchen oder an Integrationsmaßnahmen teilnehmen, sprechen in relativ kurzer Zeit besser Deutsch als ihre Eltern. Das sagt natürlich nichts über die Qualität ihrer Deutschkenntnisse aus.«

»58 % der Frauen sind der Meinung, dass ihre Kinder am besten Deutsch sprechen, 32 % bescheinigen den Ehemännern die große Sprachkompetenz und 4 % der Frauen meinen von sich selbst, dass sie bisher am meisten gelernt haben [...]

In der Literatur wird oft von einem damit verbundenen Funktionsverlust der Eltern gegenüber den Kindern gesprochen, da es durch die besseren Sprachkenntnisse der Kinder, die zu Dolmetschern für ihre Familie werden, zu einer Umkehr der Erziehungsverhältnisse kommen kann: die Eltern werden abhängig von den Kindern. Besonders schwerwiegend ist dies sicherlich für die Mütter, die aufgrund ihrer Isolation und ihrer sehr geringen Sprachkenntnisse bei nahezu allen praktischen Aufgaben überfordert sind und denen die Anerkennung, die die Männer allein wegen der Bezahlung in ihren Jobs erfahren, fehlt. Sie sind angewiesen auf die Hilfe ihrer Kinder, die sich jedoch von ihnen weg entwickeln und sich immer stärker an den Normen ihrer neuen Umwelt orientieren.«

Interessant ist dabei, dass viele Frauen eine schulische Qualifikation haben: In einer Stichprobe hatte immerhin jede fünfte Frau, die eine Schule besucht hat, den türkischen Mittelstufenabschluss, d. h., sie haben die achte Klasse vollendet.

Insgesamt haben 78 % der Frauen, die in Städten geboren sind, die Schule besucht, aber nur 55 % der in Dörfern geborenen.[19]

Was hätte sich verändert, wenn die Mütter damals adäquaten Deutschunterricht erhalten hätten, wenn man sie als Mitglieder dieser Gesellschaft ernst genommen und unterstützt hätte? Der Vergleich mit den vielen Erfolgsgeschichten, die sich an das Jahr 2015 knüpfen und die zeigen, dass Sprache der Schlüssel zu Teilhabe und Erfolg ist, lässt erahnen, was verpasst wurde.

Und ich könnte mir vorstellen, dass meine eigene Mutter mit der Möglichkeit, sich auszudrücken, mit mehr Kontakt und weniger Isolation und somit weniger Stress vielleicht eine andere Entwicklung genommen hätte.

Meine Tante behauptet, dass meine Mutter die Freundin meines älteren Bruders nicht mochte. Die Freundin hat mir jedoch erzählt, dass meine Mutter extra zu ihr gekommen sei, um sich von ihr zu verabschieden, bevor sie für immer in die Türkei zurückgekehrt ist. Und meine Mutter hat sich sehr um das Enkelkind gekümmert. Auch hier also sehr unterschiedliche, um nicht zu sagen, diametral entgegengesetzte Beobachtungen und

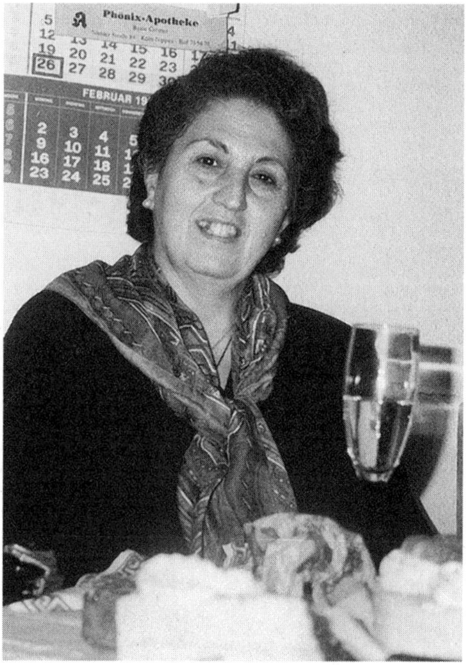

Meine Mutter kurz vor ihrem Umzug in die Türkei

Erzählungen. So sieht meine Tante den Grund für die plötzliche Verschleierung auch in ihren Eheproblemen.

Meine Tante hat also, wie so viele aus der Familie meiner Mutter, ein einfaches Rezept zur Hand: Mein Vater trägt für alles die Schuld. Der Vorteil bei dieser Annahme ist, dass sie sich selbst aus der Verantwortung nehmen kann. Bemerkenswert finde ich es, dass Blutsbande hier im Falle meiner Mutter keine Rolle zu spielen scheinen, denn schließlich reden wir von direkten Verwandten, die sich ja hätten einschalten können.

Dieses Denken hilft einfach nicht weiter, es erklärt nichts, sondern lässt im Gegenteil noch mehr Fragen entstehen.

Ein Albtraum

Während ich an diesem Buch arbeitete, hatte ich einen Traum, der mein Verhältnis zu meiner Familie und zu meiner Mutter ziemlich gut wiedergibt. In meinem Traum war ich unterwegs mit einem Mann und einer Frau, zu dritt gingen wir eine Straße entlang. Ich weiß nicht, wo, aber das spielt auch keine Rolle, ich kannte die beiden nicht, aber wir gehörten ganz klar zusammen.

Der Mann sprach mit der Frau über meine Mutter. Ich hörte sehr aufmerksam zu, und wann immer ich eine Frage stellte, antwortete mir der Mann sehr kurz angebunden und wandte sich dann wieder schnell von mir ab. Das Gesprächsthema zwischen dem Mann und der Frau blieb die ganze Zeit meine Mutter. Und ich wurde einfach nicht beachtet. Es irritierte mich, dass ich nicht eingebunden war in dieses Gespräch, ich konnte mir nicht erklären, warum sich der Mann mir gegenüber so verhielt, es war doch meine Mutter, über die sie sprachen, ich hatte ein ganz klares Recht darauf, das alles zu hören und zu wissen. Mit einem Mal wechselte die Szenerie: Wir befanden uns nun in einem glatten metallenen Schacht, wir krochen oder krabbelten nach oben, der Mann in der Mitte, die Frau auf der einen Seite und ich auf der anderen Seite, auch hier hatte der Mann die ganze Zeit den Kopf ihr zugeneigt, und ich wurde nicht beachtet.

Ich hörte weiterhin aufmerksam zu, und es ging um irgendwelche Modalitäten, die jetzt noch geklärt werden müssten bezüglich meiner Mutter und ihres Ablebens, und plötzlich sagte der Mann: »Sie hat noch geatmet!« Bei diesem Satz verlor ich jeden Halt und rutschte ab, rutschte hinunter, weg von den beiden, in unbekannte Tiefen, ein ekelerregendes Gefühl von Einsamkeit, Alleinsein, Aufgegebensein machte sich in mir breit. Dieser Satz löste enorme Schmerzen bei mir aus.

Schnitt. Erneut befanden wir uns in einem Raum, der Raum war nicht genau erkennbar, da stand eine Art Schminkkommode. Der Mann und die Frau sprachen miteinander, ich saß zwischen ihnen und hörte ihnen aufmerksam zu, sie hingegen missachteten mich weiterhin. Ich lief in dem Raum umher, fand auf dem Boden eine Halskette und dann noch eine zweite, ich hob sie auf, schaute sie an und erkannte sie als Schmuck meiner Mutter. In diesem Moment stieg in mir die Erkenntnis auf, dass ich mit alledem hier, mit meiner Mutter und der ganzen Familie in meinem bisherigen Leben sehr wenig zu tun gehabt habe, oder anders ausgedrückt: Ich bin von dieser Familie sehr weit entfernt und außen vor. Ein Krampf, ein Schmerz, durchzuckt mich, verspannt mich bis in die Finger, und ich erkenne, dass meine Familie und ich auseinandergedriftet sind. Ich bin in einer Art Schockzustand, der ganze Körper krampft, die Atmung setzt aus.

Es gibt Träume, die sind nach dem Aufwachen schnell wieder vergessen, und es gibt Träume, da ist man nach dem Aufwachen glücklich, dass es nur ein Traum war. Und es gibt Albträume, aus denen man erwacht, man ist aber noch ergriffen von dem Gefühl, den der Traum ausgelöst hat, der Körper ist noch verkrampft, die Angst ist noch spürbar, das Entsetzen steckt noch in den Gliedern, und man braucht eine gewisse Zeit, um zu sich zu kommen, zu registrieren, dass es tatsächlich vorbei ist, dass es wirklich nur ein Traum war und man jetzt ohne Angst und Schmerzen weiterleben kann.

Aber das Gefühl aus diesem Albtraum, diese Einsicht in diese unendlich große Distanz zwischen meiner Familie und mir, bleibt, es bleibt dieses Gefühl, als wäre ich ein Astronaut, der, vom Mutterschiff abgetrennt, dazu verdammt ist, durchs All zu treiben.

Ich weiß, dass das sehr dramatisch ist, und ich weiß auch, dass es etwas übertrieben klingt. Aber genau so fühlt es sich an. Keine Verbindung, kein Einhaken, kein Zugang, nur eine abgeschlossene Vergangenheit und der Versuch, mit der Leere umzugehen, sich damit in Beziehung zu setzen.

Vielleicht ist es die Summe der Ereignisse, die unsere Eltern hier in Deutschland erlebt haben, die das Fass zum Überlaufen gebracht haben, das Leben hier war für manche von ihnen nicht auszuhalten, und sie wurden krank, verloren das Gleichgewicht, verloren ihren Seelenfrieden. Und wenn diese Menschen, die in Deutschland nie richtig angekommen sind, in der eigentlichen Heimat aus dem Gleichgewicht geraten, weil das vermeintliche Paradies doch nicht so paradiesisch ist und sich alle Hoffnungen zerschlagen, was bleibt dann noch von ihnen?

Verlorene, gebrochene Menschen.

Gespräch mit Ali Kemal Gün

Dr. Ali Kemal Gün ist Psychotherapeut, Lehrbeauftragter, Fachbuchautor und Integrationsbeauftragter. Ihn habe ich angerufen, als ich in einer Sackgasse steckte und mir das Ganze um meine Familie sehr zusetzte. Ich erzählte ihm, dass ich die Geschichte meiner Mutter in der Türkei recherchiere und es eine sehr einfache Erklärung für ihren Zustand zu geben scheint: Meine Mutter wird romantisiert, ja sogar heroisiert, die ganze Schuld wird meinem Vater gegeben.

Ich erzählte ihm, was ich wusste. Was meine Eltern beruflich gemacht hatten, bevor sie nach Deutschland gingen, wie die Kinder zur Welt kamen und in die Obhut der Großeltern gegeben wurden, dass wir Söhne früh ausgezogen sind. Dass meine Mutter danach anfing, Kopftuch zu tragen. Und dass das der Beginn einer immer schlimmer werdenden psychischen Krankheit war.

Dr. Gün erklärte mir, dass es eine sehr typische Migrationsgeschichte sei. Eine unvollständige, gespaltene, entwurzelte Familie, die mit großen Hoffnungen ins Ausland gegangen ist. Doch die Wunschvorstellungen wurden nicht erfüllt. Im Gegenteil: Es gab viele Enttäuschungen. Die Kinder waren Kofferkinder. Die Mutter hat viel aufgegeben. Sie stammte aus einer wohlhabenden Familie, war Grundschullehrerin von Beruf und ging mit ihrem Mann ins Ausland. Dort musste sie ihre Kinder zu einer Tagesmutter geben bzw. in die Türkei schicken, um zu arbeiten und somit eine gute Zukunft für die Kinder zu ermöglichen. Aber das klappte nicht. Die Kinder wandten sich ab. Zu Recht.

Wie konnte sie das kompensieren? Die Religion ist eine Möglichkeit. Sie stiftet Sinn. In den Hinterhofmoscheen ist die Welt fassbar. Es beginnt mit der Religion, später baut sie sich eine innere Welt auf. Die Stimmen, die sie hört, sind Wunschvorstellungen, Utopien. Es gibt diese Wunschwelt, in die sie flüchten kann und in der sie Asyl sucht. Bei allen Psychose-Patienten gibt es aber einen Realitätsbezug, so auch hier. Ein Stressfaktor ist sicherlich die fehlende Bindung zu den Kindern. Das ist sehr typisch für die Situation der damaligen Arbeitsmigrant:innen. Besonders für die frühkindliche Entwicklung ist Bindung ein wesentlicher Faktor. Bindung gibt Sicherheit, gibt Selbstsicherheit, gibt Selbstwertgefühl. Das sind ganz wichtige Aspekte. Immer wenn Menschen diese frühkindliche Bindung nicht haben, gibt es keine Geborgenheit, es fehlt das Gefühl, geliebt zu werden, gemocht zu werden. Im Gegenteil, indem sie in das Herkunftsland geschickt werden, bekommen sie das Gefühl, abgeschoben worden zu sein, nicht gemocht zu sein. Wenn ihnen später jemand sagt, ich liebe dich, drehen sie sich um und gucken hinter sich: Ich kann nicht gemeint sein, es ist bestimmt die Person gemeint, die hinter mir steht. Weil man sich nie geliebt gefühlt hat. Wie soll ein Kind verstehen, dass die Eltern es in fremde Hände geben, zu Onkel und Tante oder Oma und Opa? Die Antwort ist, weil man ihnen eine gute Zukunft bieten möchte, weil man für ihre Zukunft schuften muss. Es gab damals 700.000 türkeistämmige Kofferkinder, viele konnten diese Zeit gesund kompensieren.

Die Familie der Mutter hat ihr das Gegenteil gesagt: Sie soll nicht gehen. Und diese Aussage ist psychisch belastend, denn nun ist sie zum Erfolg verdammt. Belastend ist auch die Situation des Vaters, der sich über lange Zeit kümmert, von dem erwartet wird, dass er sich um sie kümmert, weil sie krank ist.

Das ist eine Erwartungshaltung, die man vielleicht menschlich nachvollziehen kann, aber die Realität ist eine andere. Es gibt sehr viele Patienten, deren Familien daran kaputtgegangen sind. Angehörige sind irgendwann am Ende ihrer Kräfte. Man muss die Angehörigen entlasten.

Wenn der Vater nach 15 Jahren nicht mehr konnte, ist das mehr als verständlich. Dass er dann die nächsten 15 Jahre mit einer anderen Frau zusammengelebt hat, wird ihm von der Familie mütterlicherseits zum Vorwurf gemacht. Sie waren zwar selbst mit ihrem Latein am Ende, aber haben das von anderen verlangt. Die Vorwürfe haben ja einen psychologischen Sinn, denn damit entlastet man sich selbst. Einfache Kausalitäten funktionieren aber nicht, die Sache ist komplex, denn der psychische Apparat ist vielschichtig, die Entwicklung der Biografie der Mutter und die Familie sind nicht eindimensional.

Die Aufarbeitung ist wichtig, denn es gibt etwas wie eine sekundäre Traumatisierung. Deswegen ist es notwendig, dass wir die Verletzungen offenlegen. Das gibt das Gefühl der Sicherheit, sonst wird es immer von Generation zu Generation weitergegeben. Das kollektive Gedächtnis ist unvergesslich.

Ich bin Dr. Gün sehr dankbar für unser Gespräch.

Ein letzter Versuch

Nachdem ich viele Male versucht hatte, meinen Vater zum Sprechen zu bewegen, sich ein paar Lücken durch die Gespräche mit den anderen Verwandten und wenigen Zeitzeugen schlossen, aber mir immer noch viel auf der Seele lag und für mich längst nicht alles geklärt war, wagte ich einen letzten Anlauf. Ich nutzte einen Besuch von ihm in Köln – er war hier nach dem schlimmen Erdbeben, das ihn zwar nicht unmittelbar getroffen hatte, doch die zerstörte Infrastruktur setzte ihm natürlich zu –, um sich ein bisschen zu erholen und Arztbesuche zu tätigen. Wie immer wohnte er bei meinem älteren Bruder, wenn er Köln besuchte.

Ich überlegte mir eine kleine Vorrede:

Papa, ich als dein Sohn, würde gerne ein freundschaftliches Gespräch führen. Ich habe mit den mir zur Verfügung stehenden, bescheidenen Mitteln erreicht, was ich erreicht habe, habe ein Umfeld, ein Leben, in dem ich respektiert werde, und würde gerne mit dir zusammen in die Vergangenheit schauen. Ich erinnere mich an dieses eine Mal, als ich nach Hause kam und du da allein in der Küche gesessen und geweint hast, das kann ich nicht vergessen, das hat sich in meine Erinnerung eingebrannt. Ich weiß, dass du es damals auch nicht leicht hattest, schau, ich bin heute selbst Vater und weiß, was es bedeutet, Verantwortung für andere Menschen zu tragen. Ich weiß, dass es schwierige Zeiten für dich waren, die Bedingungen, unter denen du gearbeitet hast, der Schichtdienst, das Leben in Deutschland. Und heute versuche ich zu verstehen, was damals los war, als ich nach Hause kam und du dort gesessen bist, was war es, das dich so hat verzweifeln lassen? Ich weiß um die ganze Situation im Hintergrund, die Haltung der Familie meiner Mutter dir gegenüber, dass mein Opa auch nicht ein Fürsprecher für eure Heirat war, warum auch immer. Ich weiß ein bisschen um die Spannungen, die herrschten, und heute würde ich gerne mit dir darüber reden, du hast jetzt, so hoffe ich, noch zehn oder 15 Jahre vor dir, danach gibt es niemanden mehr, mit dem ich darüber sprechen kann. Es wird mir helfen zu verstehen, was los war, und es wird mir auch helfen, mich zu verstehen, was mit mir los ist, vielleicht magst du mir dabei einfach ein bisschen helfen, denn ich möchte nicht mit diesen Fragen leben, und vielleicht bekomme ich von dir Antworten.

So weit die Theorie.

Ich rufe ihn an, melde meinen Besuch an, frage ihn, ob er Lust auf Lahmacun hat, ich weiß, dass er Lahmacun liebt. Und er sagte überraschenderweise ja, gerne.

Ich gehe zum besten Laden in Nippes, erbeutete frisch gebackene Lahmacun und zwei Suppen, eine Linsensuppe und eine Joghurtsuppe. Bewaffnet mit diesem köstlichen Essen fahre ich zu meinem 83-jährigen Vater. Als ich bei ihm ankomme, ist er erfreut und gut gelaunt. Wir setzen uns in die Küche, ich serviere das Essen auf Tellern, und wir essen, nur ist er nach der Joghurtsuppe schon satt, so ist das wahrscheinlich im Alter. Beim Essen reden wir über die Situation in der Türkei, über die Folgen des Erdbebens, über die Nachbeben und seine Arztbesuche.

Er sagt, dass er nicht lange in Köln bleiben werde, sondern schnell wieder zurück in die Türkei fliegen möchte, denn er möchte seine Frau dort nicht allein lassen. Aber er käme bald wieder, wenn der nächste Arzttermin ansteht.

Nach dem Essen setzen wir uns im Wohnzimmer auf die Couch, direkt nebeneinander, und er erzählt mir, wie sein Tagesablauf in der Türkei aussieht: Er setzt sich morgens auf das

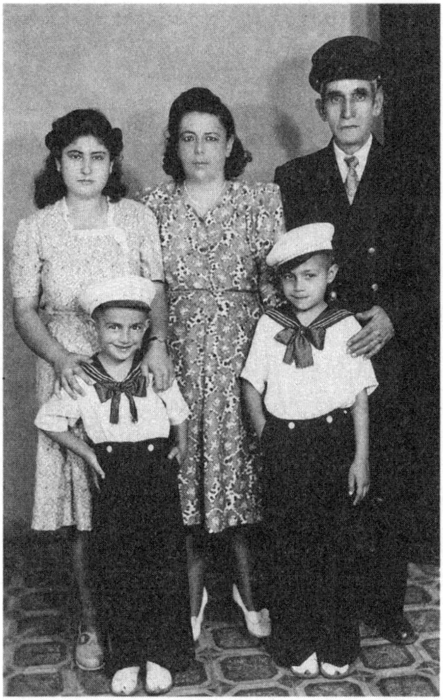

Mein Vater (vorne links) mit seiner Familie in Adana

Sofa im Wohnzimmer und bleibt den ganzen Tag da sitzen, seine Frau bringt ihm Tee oder Obst, und wenn sie fertig gekocht hat, ruft sie ihn zu Tisch. Er sitzt also den ganzen Tag herum und macht nichts, und er sagt, das gefalle ihm sehr gut, genau so soll es sein, er will von niemandem gestört werden, niemand soll irgendwas von ihm wollen, er wolle nur seine Ruhe.

Ich merke an, dass er nie der Typ gewesen wäre, der gerne ausgegangen sei. Und er sagt, ja genau, das sei seit seiner Geburt so gewesen, und fängt unvermittelt an zu erzählen:

»Das war ein Erziehungsfehler. Ich habe mich nicht getraut auszugehen, meine Mutter hat mich immer verprügelt, deswegen blieb ich in der Nähe des Hauses. Es gab so ein Zimmer, das ganz leer war, darin hat sie mich eingesperrt. Manchmal denke ich darüber nach, warum ich so bin, so zurückhaltend und verhalten, und mir fällt auf, dass es seit meiner Geburt so war. Wenn ich zurückblicke, kann ich mich an keine gute Zeit erinnern, ich stand immer unter Druck, war immer in Angst. Und dann denke ich, wenn ich Unterstützung gebraucht hätte, wenn ich irgendwo in einen Streit verwickelt gewesen wäre, hätte es niemanden gegeben, den ich um Hilfe hätte bitten können. Ich denke auch, wenn ich etwas Unterstützung erfahren hätte, wenn ich hier und da auch mal den Mut aufgebracht hätte, um Hilfe zu bitten, dann wäre mein komplettes Leben anders verlaufen.«

»Was meinst du?«, frage ich, »was wäre anders gelaufen?«

»Ich hätte ja, ich hätte mit den Leuten einfach reden können, mich austauschen, das hätte mich vielleicht vorangebracht. Aber ich konnte das nicht. Jetzt ist es noch schlimmer, weil ich so schlecht höre.«

Um ihn aufzubauen, sage ich: »Gut, mit über achtzig darf man auch mal schlechter hören, das ist in deinem Alter völlig normal. Du hast doch Sachen gemacht in deinem Leben, die ganz großartig waren, die sehr viel Mut erfordert haben und die richtig gut geworden sind.«

Er sieht mich an und fragt, was das denn gewesen sein soll, und ich sage: »Na, dass du nach Deutschland gekommen bist, zum Beispiel, dass du dich auf den Weg gemacht hast, raus aus dem Städtchen in Adana, dass du nach Köln gekommen bist.«

»Nach Deutschland bin ich gekommen, weil viele Freunde gegangen sind, wir sind dann alle zusammen in einer Gruppe los, ich bin nicht alleine nach Deutschland gekommen. Bevor ich Adana verlassen habe, habe ich als Schlosser bei der Bahn gearbeitet, und da habe ich gesehen, wie es dort abläuft, dass dort der eine den anderen vollschleimt, wenn du nicht schleimst, kommst du nicht voran, und ich mag das überhaupt nicht. Ich kann das überhaupt nicht mit dem Schleimen, und da wurde mir klar: Hier kannst du nichts werden. Also habe ich mich an die Arbeitsvermittlung gewandt, und als ich dort vorstellig wurde, saß dort ein alter Schulfreund aus meiner Klasse, der dort jetzt Beamter war. Ich sagte zu ihm, dass ich gerne nach Deutschland gehen würde und dass ich auch schon eine Einladung bekommen hätte, dass ich aber gerade meinen Militärdienst ableiste und ob das trotzdem klappen könnte. Er meinte, das wäre kein Problem, und gab mir Formulare mit.

Ich bin noch zu meiner Arbeitsstelle bei der Bahn gegangen, um Bescheid zu sagen, die wollten mich eigentlich nicht gehen lassen, weil sie meinem Bruder erlaubt hatten, die Abteilung zu wechseln, aber dann wurde es mir doch gestattet. Ich wäre nicht gegangen, wenn der Chef es mir nicht erlaubt hätte. Ich wusste, wenn ich nach Deutschland gehe, kann ich da arbeiten, und ich kann Geld verdienen, und ich scheue mich nicht vor Arbeit, wenn sie gut bezahlt ist. Manche sind mit dem Ziel losgefahren, ich will ein Haus kaufen oder ein Auto, das habe ich nie gemacht, ich habe mir nie solche Ziele gesetzt, von wegen in einem oder drei oder fünf Jahren bin ich wieder da und dann passiert dies oder das. Ich habe mir gesagt, ich will arbeiten und Geld verdienen.«

»Warum nach Deutschland?«, fragte ich ihn, und er sagte, alle gingen damals nach Deutschland.

»Wir waren alle Freunde, Ercan ist als Erster gefahren, danach Ertugrul und dann auch noch Ibrahim. Wir haben alle zusammen die Untersuchung in Adana gemacht und sind dann zur Blutuntersuchung nach Istanbul gefahren. Es gab eine Untersuchung in Adana und eine in Istanbul, in Deutschland gab es dann keine mehr.« Als ich frage, ob es in Deutschland nicht auch eine Untersuchung gegeben hätte, sagte er, nein, er habe zumindest keine gemacht. Ich dachte, am Bahnhof in Köln seien auch Untersuchungen gemacht worden, doch er meinte, sie seien am Bahnhof nicht untersucht worden, das wäre gar nicht möglich gewesen: »Wir mussten die Unterhose ausziehen. Die Zähne wurden kontrolliert, wenn die nicht gut waren, wurdest du aussortiert, die Leute, die keine guten Zähne hatten, haben sich Kronen machen lassen. Hauptsache, sie kamen durch die Untersuchung.«

»Mich hielt nicht viel in Adana. Meine Mutter lebte noch, aber zu ihr hatte ich keine gute Beziehung. Ich sage ja, es war nicht schön, erst hat sie mich so streng und mit Prügel erzogen, und dann erwartet sie noch was von mir.« Ich nahm an, dass er damit meinte, dass sie wie selbstverständlich von ihrem Sohn verlangte, dass er sich um sie kümmert, sie pflegt.

Als ich das so höre, denke ich an ihn als strafenden Vater, aber ich sage nichts. »Manchmal denke ich über das Geschehene nach und frage mich, ob ich wohl im Unrecht war«, sagt er. »Also, ob ich vielleicht auch Fehler gemacht habe …« Wie er das meint, kann ich wiederum nur vermuten. »Ich rege mich ja nicht so schnell auf«, fährt er fort, »ich weiß es nicht, so sehe ich mich. Ich lasse mich auch nicht so leicht aus der Ruhe bringen, bei mir sammelt sich immer alles, und irgendwann ist es dann zu viel.«

»Mit deinem älteren Bruder hast du ja auch gebrochen, ich weiß zum Beispiel nichts über ihn, ich kenne ihn überhaupt nicht«, sage ich, und er erwidert: »Und sein Sohn kennt mich nicht.« Klingt nach Gleichgewicht, denke ich.

»Und was war es, was euch so auseinandergebracht hat?«, frage ich. »Ich habe es nicht ertragen können, es hat mich verletzt, und ich konnte nicht dagegenhalten, nichts sagen. Die Leute haben ja immer etwas zu tratschen und zerreißen sich das Maul, und irgendwann meinte mein Bruder zu mir – da war deine Mutter mit deinem Bruder schwanger –, ob das Kind denn überhaupt von mir sei. Das hat mich verletzt, und ich habe mir gedacht – gesagt habe ich es nicht –, so, das war's, verschwinde aus meinem Leben!, und habe ihn aus meinem Umfeld gestrichen.

Als wir geheiratet haben und ich nach Deutschland gegangen bin, hat deine Mutter bei meiner Mutter gewohnt.« Ich fragte mich erst, warum, und dann wurde mir klar, dass das bei uns Türken so ist, dass die Braut nach der Hochzeit ins Haus der Familie des Bräutigams zieht, auch wenn da nur noch die Schwiegermutter wohnt.

»Nachdem sie dort eine Zeit lang gewohnt hatte, weiß ich nicht, was passiert ist, aber ihr Vater, dein Opa, muss gesagt haben, dass er sie wieder nach Hause holt. Er soll gesagt haben, sie könne da nicht bleiben.

Dann war meine Mutter ganz alleine, und als ich dann in meinem Urlaub zu ihr fliegen konnte, habe ich sie in ein Pflegeheim gegeben. Dort blieb sie dann und hat ab und an Verwandte besuchen können, unter anderem auch deine Mutter im Haus ihrer Eltern. Und bei einem dieser Besuche ging es ihr nicht gut, sie bekam einen Schwächeanfall und starb dort. Dass sie gestorben ist, hat mir dein Opa erst Monate später gesagt. Was ich sagen will, ist, wenn ich so zurückblicke, gab es wirklich nichts in meinem Leben, was irgendwie gut gelaufen wäre.«

»Die Beziehung zu Opa war nicht so gut, oder?«, fragte ich, und er sagt: »Ich mochte ihn nicht.« Und erzählt dann noch die Geschichte, wie er meinem Opa Geld für den Kauf eines Grundstückes gegeben und Opa das Grundstück für sich und seine Kinder beansprucht hat, obwohl mein Vater es bezahlt hat, und mein Opa hat das Geld dafür auch nie zurückgezahlt. Und auch hier hat er sich letztendlich nicht durchsetzen können.

»Ja gut, aber du hast dich da losgerissen, bist raus, hast einen Beruf erlernt, hast Mutter geheiratet, sie danach auch nach Deutschland gebracht, das ist super, das ist doch alles sehr gut!«, sage ich.

Doch er entgegnet: »Egal, was ich mache, im Endeffekt, wenn ich so zurückblicke, kann ich nicht erhobenen Hauptes sagen, ich hätte ein tolles Leben gehabt.«

»Aber du hast drei prächtige Söhne, wenn du nicht hierhergekommen wärst, so schwer es auch gewesen sein mag, würde ich das, was ich heute mache, nicht machen können, deswegen bin ich in erster Linie dir und auch Mutter dankbar. Ihr habt die ersten Schritte gemacht, ihr habt diesen Weg eingeschlagen, habt diese Türen geöffnet, und ich und wir können jetzt quasi auf euren Schultern stehend das machen, was wir machen.«

»Na ja, wie dem auch sei«, winkt er ab.

»Deswegen interessiert mich die Geschichte so sehr. In der Zeit, in der wir hier gelebt haben, gab es ja auch immer die Idee von der Rückkehr.«

»Ja«, sagt er, »wir sind ja auch runtergefahren und haben dort die Sachen hingebracht.«

»Ja, und der Plan war, dass ich dort bleibe, und ich habe mich von allen verabschiedet.«

Er erwidert, es gäbe Kader und Kismet im Leben, was so viel heißt wie: Wenn es geschrieben steht, wird es auch passieren, und wenn es nicht passiert, dann stand es nicht geschrieben. »Es war gut, dass es so gekommen ist, und das ist es, was ich damit meine, mit Schicksal, kismet.«

»Na ja, unser Leben hier in Deutschland, in Köln-Nippes, da gibt es Situationen, an die ich mich gut erinnern kann«, sage ich. »Unsere Wohnung zum Beispiel. Wie wir jedes Zimmer bewohnt haben, jedes Zimmer war einmal Kinderzimmer, einmal Wohnzimmer, einmal Schlafzimmer im Laufe der Jahre. Es gab diesen kleinen Raum, in dem du Fotos entwickelt hast.«

Und er sagt, ja, aber sich an die Vergangenheit zu erinnern, ändere nichts. Und ich sage, doch, nämlich die Vergangenheit, und da fällt er mir ins Wort und sagt:

»Die Vergangenheit gibt dir für deine Zukunft keine Kraft, keinen Halt.« »Aber wenn es Fragezeichen gibt, dann möchte der Mensch Antworten darauf haben«, sage ich.

Und er sagt: »Auch wenn nur Fragezeichen übrig bleiben, möchte ich gar nicht wissen, wie die Antworten sind, denn vielleicht machen die Antworten mich traurig.«

»Aber nach der Trauer kommt die Ruhe.«

»Das kannst du nicht wissen, ob danach Ruhe ist«, sagt er.

»Wenn da aber ein Fragezeichen ist, dann ist da auch eine Spannung, und diese Spannung aufzulösen, kann im ersten Moment einen Schmerz hervorbringen, aber mit dem Auflösen dieses Schmerzes kommt dann auch die Ruhe.«

»Glaube ich nicht«, sagt er.

»Ich erinnere mich zum Beispiel an eine Situation, und vielleicht willst du mir da helfen: Ich bin so um die zehn Jahre alt, ich komme nach Hause, es ist irgendwann im Sommer, niemand sonst ist zu Hause, ich komme in unsere Wohnküche, und du sitzt da. Ich schaue dich an und warte, und du reagierst nicht auf mich, und dann höre ich zuerst, dass du weinst, und dann sehe ich es auch. Und bin total schockiert. Kannst du dich an diesen Moment erinnern?«, frage ich ihn.

Und er schnalzt sofort mit der Zunge, bei uns heißt das Nein.

»Und während du weinst, sagst du: ›Ich wollte euch nicht schlagen … eure Mutter wollte, dass ich das mache.‹ Heute sehe ich, dass da ein tiefer Schmerz in dir war, und wenn ich mir das von heute anschaue, frage ich mich: Was hat dich damals weinen lassen, Papa?«

Nach einer langen Pause sagt er: »Ich weiß es nicht« und schweigt, nach einer Weile der Stille sagt er: »Ach, was soll's, es ist die Vergangenheit.«

Ja, es ist die Vergangenheit, aber mich hat das damals sehr beschäftigt und auch sehr berührt.

»Denn du warst zu diesem Zeitpunkt für mich der strenge Vater, der Härte zeigte und ganz anders war als der Mann, der da vor mir saß. Und aus heutiger Sicht war es sehr gut für mich, dich so zu sehen, da du immer so mächtig und stark warst und angsteinflößend. Es war sehr heilsam, dich auch verletzlich und schwach zu sehen.«

»Vielleicht hatte es Auseinandersetzungen mit deiner Mutter gegeben, und im Zuge dessen ist so was vielleicht mal passiert, aber lass jetzt gut sein, ich möchte nicht in die Vergangenheit zurückkehren. Hier herumstochern, da herumstochern, und ehe du dich versiehst, liegst du die ganze Nacht wach und bekommst kein Auge mehr zu.«

»Ja gut, aber die Fragezeichen bleiben, und wir haben jetzt vielleicht noch zehn oder fünfzehn Jahre zusammen, wenn es gut läuft, und danach nicht mehr, und dann hab ich niemanden mehr, dem ich diese Fragen stellen kann.«

»Wenigstens hast du etwas, worüber du nachdenken kannst«, sagt er, und ich sage: »Es wäre mir lieber, ich könnte über schöne Sachen nachdenken«, und er sagt: »Ja, das mag sein, aber das Leben ist nicht immer schön. Du musst das Schreckliche mit bedenken, damit du das Schöne schätzen kannst.«

Nach einer langen Pause, in der ich das Gefühl habe, dass es ihm reicht, wechselt er das Thema und fragt mich, ob ich diesen Sommer nach Mersin kommen werde.

Versuch einer Antwort

Wenn ich heute in der Türkei bin, merken alle ziemlich schnell, dass ich in Deutschland aufgewachsen bin. Der Vorteil ist, dass man es nicht auf den ersten Blick sieht. Deswegen ist die Frage nach dem Zurückkehren wirklich komplex. Ich lege Wert darauf, dass ich gut und viel und grammatikalisch richtig Türkisch spreche, und achte auf meine Aussprache. Trotzdem ist mein Türkisch nicht entwickelt, es ist nicht auf demselben Stand wie mein Deutsch, weil meine Sprachentwicklung in einem Teich, also in einem geschlossenen Gewässer, stattgefunden hat. Und hier sind die Wasser fließend.

In der Türkei bin ich also Almancı, ein Deutscher.

In Deutschland wiederum werde ich mehr oder weniger als Ausländer wahrgekommen. Ich erlebe Ausgrenzung und Abwertung, und zwar sowohl auf politischer als auch auf gesellschaftlicher Ebene. Jede:r, der oder die das in Zweifel zieht, sollte sich fragen, ob er oder sie in Deutschland gerne als Türk:in aufgewachsen wäre. Na? Eben.

Es gab politisch nie ein »Ihr gehört hierhin« oder wenigstens ein »Ihr kommt hier an«, es war immer nur ein »Ihr geht eh« oder »Weg mit euch!«. Dass es anders möglich ist, konnte man an den Russlanddeutschen sehen, die Anfang der 90er nach Deutschland kamen. Für sie gab es Deutschkurse, sie bekamen einen deutschen Pass, sie bekamen eine Wohnung, die Teilhabe wurde organisiert. Genau das war bei den Arbeitsmigrant:innen nie der Fall. Ich empfinde das als große Ungerechtigkeit. Wäre es nicht eine Möglichkeit, heute zu sagen, als Zeichen der

Wertschätzung bekommen alle Arbeitsmigrant:innen der ersten Stunde den deutschen Pass? Es ist verletzend und schwer erträglich, wenn immer noch von »Verramschung der deutschen Staatsbürgerschaft« die Rede ist, sobald es darum geht, diese Lebensleistungen anzuerkennen.

Es wird immer noch mit zweierlei Maß gemessen. Wenn ukrainische Flüchtende hier ankommen, hängen an jedem Bahnhof Hinweisschilder in Blau-Gelb, was super ist, das braucht man, wenn man geflohen ist, einen Hinweis, wo man hinmuss. Am Bahnsteig und in der Nähe des Bahnhofs gibt es Menschen, die Bescheid wissen und dich in deiner Sprache beraten können. Super!

Wenn man aber aus Syrien oder dem Iran oder einem anderen muslimischen Land geflohen ist und sieht das, dann kommt man schon ins Grübeln. Aha, hier wird ein Unterschied gemacht, weil das Christen sind, wir sind Moslems, die sind willkommen, und wir – nicht.

Und das schauen sich dann wiederum Menschen wie ich, Deutsche mit internationaler, um genauer zu sein, mit türkischer Geschichte, an. Und denken an die Eltern, die in den Sechzigern und Siebzigern nach Deutschland gekommen sind, und welche Verhältnisse da herrschten, wie die Bedingungen waren, was sie an Teilhabe und Anerkennung erfahren haben.

Keine. Sie hatten gefälligst dankbar zu sein, dass sie als »Gastarbeiter« hier leben durften. Drei bis fünf Jahre braucht es, um sich an sein soziales Umfeld anzupassen. Es gab keine Teilhabe, es gab eine Lohntüte. Es gab keine Wohnung, es gab eine Unterkunft. Es gab keinen Sprachunterricht – die sprechen ja eh alle am liebsten Türkisch und werden das Land bald wieder verlassen –, wenn nicht nach einem, dann eben nach fünf Jahren.

Welche menschenverachtende Geisteshaltung dahintersteckt, ist heute offensichtlich.

Meine Mutter migriert 1968 freiwillig nach Deutschland, aber die Migration ist von Anfang an mit großem Stress verbunden, denn sie geschieht gegen den Widerstand ihrer Eltern. Vielleicht ist das schon der erste Stein in einem Mosaik, das sich in den nächsten Jahrzehnten ausbilden wird. Mit der Migration nach Deutschland, also nach außen, beginnt auch ihre Migration nach innen. Das ist zu diesem Zeitpunkt noch nicht abzusehen, denn die Prämisse, dass das Verlassen der Heimat und ihrer gewohnten Umgebung, die ihr Sicherheit und Geborgenheit geben, nur vorübergehend ist, ist erst einmal realistisch und erreichbar. Nach dem Motto: Gut, jetzt wird es stressig, vielleicht schwierig, aber das ist nur für kurze Zeit, danach wird es besser sein als vorher, also nehme ich das jetzt in Kauf.

So kommt meine Mutter nach Deutschland, nicht als Arbeiterin, sondern als Ehefrau meines Vaters. In der Arbeitswelt erfährt sie einen Statusverlust, eine berufliche Degradierung, aber auch die nimmt sie in dem Glauben hin, dass bessere Tage in Aussicht stehen.

Mit der Geburt der ersten beiden Kinder beginnen die ersten traumatischen Erfahrungen, denn sie kann meinen Bruder und mich nicht selbst betreuen, sondern muss uns »weggeben«. Wir Kinder, insbesondere mein älterer Bruder und ich, werden zwischen Deutschland und der Türkei hin- und hergeschickt, nicht nur für uns sind das Bindungsabbrüche, die tiefe Wunden hinterlassen. Hier wird der Grundstein gelegt für einen Schmerz, der sich erst viel später auswirken wird – bei uns und bei ihr. Diese Erfahrung ist ein weiterer Aspekt, der für ein seelisches Ungleichgewicht sorgt.

Die schnelle Rückkehr entpuppt sich als Illusion. Im Laufe der Jahre fangen wir Kinder an, uns mehr und mehr mit Deutschland zu verbinden. Schleichend macht sich das Gefühl breit, dass die Rückkehr nicht einfach sein wird und sich auch nicht leicht umsetzen lässt.

Nach circa 20 Jahren ziehen mein älterer Bruder und ich von zu Hause aus, das Haus, in dem wir gewohnt haben, bekommt aufgrund von Bauarbeiten einen Riss und muss saniert werden, meine Eltern müssen die vertraute Wohnung verlassen. Dies markiert in der Biografie meiner Mutter die ersten Momente, in denen sie ein auffälliges Verhalten an den Tag legt, man muss den Umzug als Kipppunkt sehen. Ihre Art des Umgangs mit Stress ist die Flucht in die innere Migration, ins Aushalten, das, wie ich heute weiß, die schlechteste aller Varianten ist. Ein Mensch kommt aus dieser Zwangslage ohne Hilfe nicht heraus, es braucht ein System, eine Infrastruktur. Die gibt es auch, sie ist aber für Menschen wie meine Mutter nicht zugänglich. Während im Inneren, in ihr und in der Familie, diese Entwicklung abläuft, verhält sich das Außen, die Gesellschaft, Deutschland, nicht minder schwierig.

Die junge Bundesrepublik sieht in den Arbeiter:innen, die durch Anwerbeabkommen nach Deutschland kommen, nur eine obrigkeitshörige Reservearmee für ihre Wirtschaft und behandelt sie dementsprechend. Ausgestattet mit befristetem Aufenthalts- und Arbeitsstatus, werden sie als durchlaufender Posten betrachtet. Das Land hält jahrzehntelang bis zur Jahrtausendwende wider besseres Wissen an der Behauptung fest, kein Einwanderungsland zu sein. Deutschkurse, wenn es sie denn gibt, finden im Arbeitskontext statt. Darüber hinausgehende Maßnahmen werden nicht angedacht.

Es gibt weder muttersprachliche Kinofilme, Konzerte, Theateraufführungen oder andere kulturelle Angebote für Menschen, die aus der Türkei gekommen sind, noch gastrokulturelle Orte, an denen man sich mit gleichsprachigen Frauen in Cafés treffen und austauschen könnte. Kulinarisch ist das Sortiment in den Märkten noch nicht auf die Bedürfnisse und Belange der Menschen ausgerichtet, vielmehr findet auch hier eine Ausgrenzung statt, indem naserümpfend auf die Essgewohnheiten und Gerüche gezeigt wird. Kurzum, von allen Seiten wird signalisiert, dass es keinen Raum für sie gibt und dieser Raum auch in Zukunft nicht geschaffen wird.

Das alles ergibt in Summe ein Bild, in dem zwei dysfunktionale Systeme nebeneinander existieren und sich gegenseitig befeuern. Meine türkische Familie und die deutsche Gesellschaft. Kurz gesagt haben beide am Plan der Rückkehr festgehalten, und beide haben nie, auch nicht, als klar war, dass er nicht umgesetzt werden wird, ein neues Ziel formuliert. Die Annahme ist zu einer prächtigen, lebensbestimmenden Lüge herangewachsen – von beiden Seiten.

Im Zentrum dieses Buchs steht die Frage, ob Migration psychische Krankheiten auslöst. Die Antwort, die ich mir hierauf aufgrund der Gespräche mit meiner Familie und mit Fachmenschen geben kann, lautet: nein. Es ist nicht der Umstand des Migriertseins, der psychische Krankheiten auslösen kann, es ist zum einen der Umgang mit den Migrierten, das Verhalten ihnen gegenüber, sei es in Gesellschaft, Politik, Kultur oder in Fragen der religiösen Anerkennung ihres Andersseins. Zum anderen entscheiden die familiären Strukturen der Migrierten darüber, ob die Herausforderung Migration für sie eine Chance oder ein Risiko darstellt.

Die Arbeitsmigrant:innen haben hier wertvolle, harte Arbeit geleistet, und das unter Bedingungen, die für jene, die es sich aussuchen konnten, nicht infrage kamen. Sie haben sich in der Arbeitswelt ein- und untergeordnet bis zur Selbstaufgabe und um den Preis des Seelenfriedens.

In Ali Kemal Güns Buch »Interkulturelle therapeutische Kompetenz« heißt es: »Arbeiter [sind] einem hohen Maß an sozialer Kontrolle, Normierung und Unterdrückung ausgesetzt und neigen dazu, ihre persönlichen Erfahrungen, Affekte, Gefühle und Wünsche gegen sich selbst zu richten. Diese Form von Verarbeitung führt zu somatoformen Störungen. Nach Parin bewahrt die Anpassung an die vorgegebene soziale Rolle die persönliche Integrität, sie befriedigt den Wunsch nach Konformität und Zusammenhalt in einer sozialen Gruppe und vermittelt Anerkennung. Dies geschieht aber um den Preis der ›Selbstverleugnung des eigensinnigen Erlebnisanteils‹, der als ›das, was einen selbst ausmacht, nicht verstanden und als nicht übereinstimmend aus der Verständigung ausgeschlossen wird. Für diesen steht keine Sprache mehr zur Verfügung, es sei denn die Sprache des Körpers.‹«[20]

Es würde uns hier in Deutschland gut zu Gesicht stehen, wenn wir den Menschen, die ihr ganzes Leben hier gearbeitet und sich aufgeopfert haben, helfend zur Seite stünden. Ich hätte mir eine Struktur im Gesundheitswesen gewünscht, die meine Mutter hätte auffangen können. Aber die gab es leider nicht. Es gibt in Köln in jedem Stadtteil ein sogenanntes SPZ, ein sozialpsychiatrisches Zentrum, an das sich Bürger wenden können, die psychische Probleme haben. Beim Besuch mehrerer solcher Zentren stellte ich fest, dass der Anteil der Menschen mit internationaler Biografie, die diese Zentren in Anspruch nehmen, verschwindend gering ist – aus dem einfachen Grund, dass es keine entsprechenden Angebote gibt. Keine einzige der dort aushängenden Informationen war zwei- oder mehrsprachig, und niemand dort hatte eine internationale Biografie. Es wäre aber hilfreich, wenn in den Teams Menschen arbeiten würden, die um die besonderen Fragen, Probleme und Anforderungen wissen und dieses Wissen einsetzen können.

Meine Mutter ist auf allen Ebenen in die Isolation geflüchtet. Die Erlebnisse haben dazu geführt, dass sie sich von sich selbst abgespalten hat. Der traurige Höhepunkt war, dass sie am Ende ihrer Tage, nachdem sie endlich in die Türkei zurückmigriert war, so isoliert und einsam war wie nie zuvor.

Ali Kemal Gün spricht von »Vulnerabilitätsfaktoren«: Bei Menschen mit einer psychischen Erkrankung ist ein Faktor die Konstitution, ein anderer die Stressfaktoren, die auf ihn einwirken. Wenn die Stressfaktoren einen Menschen psychisch krank machen, sei, so Ali Kemal Gün, davon auszugehen, dass dieser Mensch in seiner Konstitution empfänglich für dieses Krankheitsbild war. Das Traurige daran ist, dass vor dem Ausbruch der Erkrankung nicht erkennbar ist, wie stark die Vulnerabilität ist.

Ich kann nicht wissen, welche Entwicklung meine Mutter genommen hätte, wenn sie ihr gesamtes Leben in der Türkei verbracht hätte. Wäre sie dann vielleicht nicht psychisch erkrankt, weil die Stressfaktoren eine andere Qualität gehabt und statt der Krankheit Resilienz und Widerstandskraft hervorgebracht hätten?

Das kann ich nicht wissen.

Was ich weiß: Das Leben der Arbeitsmigrant:innen war von unterschiedlichen Stressfaktoren geprägt, die bis heute in den Familien nachwirken und die oft genug totgeschwiegen werden.

Es wird Zeit, dass für die Situation, in der sich die Menschen befinden, nicht nur Verantwortung übernommen wird, sondern dass die Schwierigkeiten als Probleme der deutschen Gesellschaft und als Ergebnis des Zusammenlebens innerhalb unserer Gesellschaft gesehen werden.

Danksagung

Ich danke allen, die mit mir geredet und die vielen Fragen zu meiner Familie beantwortet haben.

Ich danke besonders Ali Kemal Gün für seine Zeit, den Austausch und die Einsichten in die Bedeutung kultursensibler Ansätze in der Psychotherapie.

DOMID ist ein reiches Archiv, das die Geschichte der Arbeitsmigration dokumentiert mit einer unfassbaren Fülle an texten und Exponaten. Es war mir eine große Freude, bei euch zu recherchieren.

Ich danke Helga, meiner Lektorin, für die kritischen Fragen und den empathischen Beistand. Du warst mir in diesem Buch der Rückenwind, mit dem ich durch so manche Flaute fahren konnte. Vielen Dank.

Ich danke Azize, meiner Lebensgefährtin: Danke, dass du da bist, iyiki varsın.

Literaturverzeichnis

Aust, Stefan; Laabs, Dirk: Heimatschutz. Der Staat und die Mordserie des NSU. Pantheon Verlag 2014.

Czollek, Max: Desintegriert euch! Carl Hanser Verlag 2018.

Dörfer, Achim: Irgendjemand musste die Täter ja bestrafen: Die Rache der Juden, das Versagen der deutschen Justiz nach 1945 und das Märchen deutsch-jüdischer Versöhnung. Verlag Kiepenheuer & Witsch 2021.

El-Mafaalani, Aladin: Das Integrationsparadox. Warum gelungene Integration zu mehr Konflikten führt. Verlag Kiepenheuer & Witsch 2021.
El-Mafaalani, Aladin: Wozu Rassismus. Von der Erfindung der Menschenrassen bis zum rassismuskritischen Widerstand. Verlag Kiepenheuer & Witsch 2021.

Gün, Ali Kemal: Interkulturelle therapeutische Kompetenz: Möglichkeiten und Grenzen psychotherapeutischen Handelns. W. Kohlhammer GmbH 2017.

Hunn, Karin: Nächstes Jahr kehren wir zurück. Die Geschichte der türkischen »Gastarbeiter« in der Bundesrepublik. Wallstein 2005.

Pfänder, Birgit; Schneider, Lothar: Erfahrungen, Probleme und Lerninteressen türkischer Hausfrauen in der Bundesrepublik. Zwischenbericht zum Projekt Entwicklung eines Kursmodells zur Vermittlung der deutschen Sprache an türkische Frauen. Köln 1983.

Wilhelm, Gülçin: Generation Koffer. Die Pendelkinder der Türkei. Orlanda Verlag 2011.

Anmerkungen

1. DOMID – Information April 2023
2. https://www.bpb.de/themen/migration-integration/anwerbeabkommen/
3. Achim Dörfer S. 114
4. Max Czollek: Desintegriert euch!
5. Aladin El-Mafaalani: Wozu Rassismus S. 58 ff.
6. Karin Hunn: Nächstes Jahr kehren wir zurück S. 498–500
7. Stefan Luft, bpb, s. https://www.bpb.de/themen/migration-integration/anwerbeabkommen/43261/gastarbeiter-niederlassungsprozesse-und-regionale-verteilung/
8. Gülçin Wilhelm, »Generation Koffer. Die Pendelkinder der Türkei« S. 56
9. Ebenda, S. 36
10. Ebenda, S. 35
11. Ebenda, S. 37
12. Ebenda, S. 54
13. Aladin El-Mafaalani: Das Integrationsparadox
14. https://de.wikipedia.org/wiki/Mordanschlag_von_M%C3%B6lln Abruf April 2023
15. Stefan Aust, Dirk Laabs: Heimatschutz: Der Staat und die Mordserie des NSU, S. 41
16. Ebenda
17. DOMID und https://de.wikipedia.org/wiki/Mordanschlag_von_M%C3%B6lln Abruf April 2023
18. Birgit Pfänder/Lothar Schneider: »Erfahrungen, Probleme und Lerninteressen türkischer Hausfrauen in der Bundesrepublik« 1983
19. Ebenda
20. Ali Kemal Gün: Interkulturelle therapeutische Kompetenz: Möglichkeiten und Grenzen psychotherapeutischen Handelns. Kohlhammer 2017

Der Verlag Kiepenheuer & Witsch hat sich zu einer nachhaltigen Buchproduktion verpflichtet. Gemeinsam mit unseren Partnern und Lieferanten setzen wir uns für eine klimaneutrale Buchproduktion ein, die den Erwerb von Klimazertifikaten zur Kompensation des CO_2-Ausstoßes einschließt. Weitere Informationen finden Sie unter www.klimaneutralerverlag.de

MIX
Papier | Fördert gute Waldnutzung
FSC® C014496

1. Auflage 2023

Covergestaltung: Marion Blomeyer / Lowlypaper
Covermotiv: © privat
Gesetzt aus der Minion Pro
Satz: Buch-Werkstatt GmbH, Bad Aibling
Druck und Bindung: GGP Media GmbH, Pößneck
ISBN 978-3-462-00326-0